|常见病预防与调养丛书|

# 妇科疾病
## 预防与调养

主编 李廷俊 郭 力

**FUKEJIBING
YUFANGYUTIAOYANG**

U0334868

中国中医药出版社
·北京·

**图书在版编目（CIP）数据**

妇科疾病预防与调养 / 李廷俊，郭力主编 . —北京：中国中医药出版社，2016.9

（常见病预防与调养丛书）

ISBN 978 – 7 – 5132 – 3169 – 5

Ⅰ . ①妇…　Ⅱ . ①李…　②郭…　Ⅲ . ①妇科病—防治　Ⅳ . ① R711

中国版本图书馆 CIP 数据核字（2016）第 017147 号

---

**中国中医药出版社出版**

北京市朝阳区北三环东路 28 号易亨大厦 16 层

邮政编码　100013

传真　010 64405750

三河市宏达印刷有限公司印刷

各地新华书店经销

开本 880×1230　1/32　印张 10.625　字数 291 千字

2016 年 9 月第 1 版　2016 年 9 月第 1 次印刷

书号　ISBN 978 – 7 – 5132 – 3169 –5

定价　32.00 元

网址　www.cptcm.com

如有印装质量问题请与本社出版部调换

版权专有　侵权必究

社长热线　010 64405720

购书热线　010 64065415　010 64065413

微信服务号　zgzyycbs

书店网址　csln.net/qksd/

官方微博　http：//e.weibo.com/cptcm

淘宝天猫网址　http：//zgzyycbs.tmall.com

## 《妇科疾病预防与调养》编委会

# 内容提要 ━━━━━━━━━━━━━

本书详细介绍了20种妇科常见病和多发病的预防与调养知识，内容包括疾病的病因、症状、预防与调养方法，具体包括中药方剂、药茶、药酒、药粥、药汤、保健菜肴、熏洗坐浴、搽药、贴脐、灌肠、按摩、拔罐、艾灸、刮痧、足浴等。本书从各方面综合考虑，提供实用的解决方案，既见效，又安全；既管用，又省钱。

"爱心小贴士"从医生的角度，以一问一答的方式针对读者关心的预防、治疗及生活中的注意事项等方面的疑问给出解答，方便读者找到适合自己的预防及调养方案。

本书可供所有关心自身健康的女性、妇产科医生、医学院学生等阅读参考。

# 远离疾病，做自己的健康管家

我们每个人都希望自己健康长寿，然而"人吃五谷杂粮而生百病"，生老病死是客观的自然规律。在日常生活中，经常会有各种疾病找上门来，干扰我们的生活，甚至剥夺我们的生命。其实，生病就是疾病在生长！如果想要阻止疾病的生长，首先得知道生病的原因是什么，据此而预防疾病，调养身体。

从营养学的角度而言，人生病的原因可分为两大类：第一，各种细菌和病毒的入侵，比如感冒、流行病等；第二，不良生活方式导致的疾病，比如高血压、糖尿病等。无论是哪种原因，疾病都会导致人体细胞异常，继而发生各种不同的症状。从中医学的角度分析，人之所以会生病，主要有两方面原因：一是人自身抵抗力的下降——正气不足，二是外界致病因素过于强大——邪气过盛。在疾病过程中，致病邪气与机体正气之间的盛衰变化，决定着病机的虚或实，并直接影响着疾病的发展变化及其转归。

"未雨绸缪"，"未晚先投宿，鸡鸣早看天"，凡事预防在先，这是中国人谨遵的古训。"不治已病治未病"是早在《黄帝内经》中就提出来的防病养生谋略，是至今为止我国卫生界所遵守的"预防为主"战略的最早思想，它包括未病先防、已病防变、已变防渐等多个方面的内容，这就要求人们不但要治病，而且要防病，不但要防病，而且要注意阻挡病变发生的趋势，并在病变未产生之前就想好能够采用的救急方法，这样才能达到"治病十全"的"上工之术"。

中医学历来重视疾病的预防。一是未病养生，防病于先：指未患病之前先预防，避免疾病的发生，这是老百姓追求的最高境界。二是欲病施治，防微杜渐：指在疾病无明显症状之前要采取措施，治病于初始，避免机体的失衡状态继续发展。三是已病早治，防止传变：指疾病已经存在，要及早诊断，及早治疗，防其由浅入深，或发生脏腑之间的传变。另外，还有愈后调摄、防其复发：指疾病初愈，正气尚虚，邪气留恋，机体处于不稳定状态，脏腑功能还没有完全恢复，此时机体或处于健康未病态、潜病未病态，或欲病未病态，故要注意调摄，防止疾病复发。要想拥有健康的身体，就要学会预防疾病，做到防患于未然。

鉴于此，我们组织编写了"常见病预防与调养丛书"，本丛书以"未病应先防，患病则调养"的理念，翔实地介绍了临床常见病的病因、病症和保健预防、调养等，帮助人们更加具体地了解常见疾病的相关知识。让广大读者远离疾病，做自己的健康管家！

"常见病预防与调养丛书"目前推出了临床常见病——糖尿病、高血压、高脂血症、肥胖症、脂肪肝、冠心病、妇科疾病、妊娠疾病、产后疾病、乳腺疾病、月经疾病、小儿常见病等疾病的预防与调养，未来还将根据读者需求，陆续出版其他常见病的预防与调养书册，敬请广大读者关注。

编者

2016 年 8 月

# 编写说明

........................................

随着现代文明的发展，女性在社会生活中的地位日益重要，同时也承受着越来越多的社会压力。许多女性由于对妇科疾病缺乏应有的认识，缺乏对身体的悉心呵护，加之各种不良生活习惯等，使生理健康逐渐下降，导致一些妇科病缠身，且久治不愈，给正常的生活、工作带来极大的不便，甚至造成诸多心理上的伤害，所以对这些疾病的预防显得尤为重要。因此，我们应采取积极有效的措施治"未病"、治"已病"。为了帮助读者掌握常见妇科疾病的预防与调养方法，我们编写了本书。

本书包括 20 种妇科常见病、多发病，具体有非特异性外阴炎、外阴溃疡、外阴白斑、外阴瘙痒症、非特异性阴道炎、滴虫性阴道炎、霉菌性阴道炎、老年性阴道炎、前庭大腺炎、前庭大腺囊肿、子宫颈炎、宫颈糜烂、子宫颈癌、子宫脱垂、子宫肌瘤、子宫内膜异位症、子宫内膜炎、子宫内膜癌、盆腔炎、卵巢囊肿，详细介绍每种疾病的预防与调养知识，具体包括疾病的病因、症状、预防与调养方法，如中药方剂、药茶、药酒、药粥、药汤、保健菜肴、熏洗坐浴、搽药、贴脐、灌肠、按摩、拔罐、艾灸、刮痧、足浴等。本书从各方面综合考虑，提供实用的解决方案，既见效，又安全；既管用，又省钱。

"爱心小贴士"从医生的角度，以一问一答的方式针对读者关心的预防、治疗及生活中的注意事项等方面的疑问给出解答，方便读者找到适合自己的预防及调养方案。

本书可供所有关心自身健康的女性、妇产科医生、医学院学生等阅读参考。

由于编者水平有限，敬请广大读者提出宝贵建议，以便再版时修订提高

本书编委会
2016 年 8 月

# 目　录

# 一

## 非特异性外阴炎

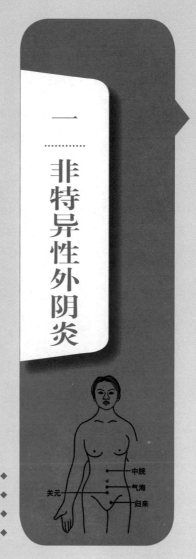

- 病因
- 症状
- 预防
- 调养

中脘
气海
关元
归来

非特异性外阴炎是指不是由特异的病原体引起的外阴皮肤或黏膜的炎症，以单纯性外阴炎多见，是一种较为常见的妇科疾病。中医学称本病为"阴痒""阴疮""阴痛"。

## 病　因

　　（1）长期穿着过紧的尼龙内裤，导致外阴皮肤黏膜不能正常透气，分泌物长时间积聚附着于皮肤黏膜上，引起外阴部炎症。

　　（2）由于其他疾病引起阴道分泌物增多，外阴部长期处于潮湿、浸润状态，致使皮肤抵抗力下降，致病菌大量增生繁殖，引发炎症。

　　（3）洗衣时内裤与其他衣物混洗或用手抓搔外阴部，造成交叉感染。

　　（4）由于性交、接产、手术、洗澡等造成感染。

　　（5）尿道、直肠瘘或尿液的生化值改变，致使尿液、粪便污染或刺激外阴部而发生炎症。

　　（6）常见的致病菌为葡萄球菌、链球菌、大肠杆菌、变形杆菌等。

　　（7）中医学认为，本病的发生，由湿毒内侵或肝经郁热，脾虚生湿，蕴而化热，湿热下注外阴所致。

## 症　状

　　（1）急性炎症　患者先感到外阴不适，继而出现瘙痒及疼痛，或有灼热感，同时可出现外阴部位（包括大、小阴唇，阴蒂）皮肤及黏膜有不同程度的肿胀充血，严重时还会形成糜烂、溃疡，或出现大片湿疹等，并伴有排尿痛、性交痛。另外，外阴部位出现毛囊炎时，也可以因脓肿的发生而使外阴高度肿胀及疼痛，进而形成疖肿。

（2）慢性炎症　主要表现为外阴瘙痒及皮肤增厚、粗糙、皲裂，也可以伴有排尿痛或性交痛。

# 预 防

（1）平时注意个人卫生，保持外阴部清洁干燥，尤其在经期、孕期、产褥期，每日清洗外阴、更换内裤。

（2）穿着宽松、透气的全棉内裤，内裤须与其他衣物分开洗涤，洗后在太阳下暴晒，不宜阴干。勿穿塑身或紧身内衣裤，以免过紧内衣使阴道局部的温度及湿度增高，又闷又热的环境容易滋生真菌等病原菌。

（3）非经期勿用卫生护垫。

（4）不与他人共用毛巾、浴巾，提倡淋浴，避免盆浴。

（5）房事后及时清洗外阴，既能防止感染湿热之邪，又能防止分泌物刺激。清洗外阴时，应用温水自前向后洗，以免洗过肛周的污水倒流回阴部，从而使阴部受到感染。避免频繁使用清洁剂或洗剂冲洗外阴、阴道，以免破坏阴道的自身防御机制，引起菌群失调，导致邪毒入侵。

（6）饮食宜清淡，注意营养，多食用新鲜水果、蔬菜，尽量避免食用辛辣、刺激性食物，戒烟限酒。

（7）勿长期久坐，以免阴部透气不良，血液循环受阻，发生感染。

（8）当前社会生活节奏较快，女性要兼顾工作、家庭，所以更要稳定情绪，怡养性情，保持心情舒畅，及时缓解精神压力。

（9）加强体育锻炼，增强体质，提高机体免疫功能。

（10）积极治疗阴道炎、子宫颈炎、糖尿病、肠道蛲虫等疾病，以防止外阴感染，发生炎症。

# 调　养

## 中药方剂

### ◎ 薏仁萆薢汤

【材料】 薏苡仁 20 克，萆薢 15 克，黄柏 12 克，赤茯苓 12 克，牡丹皮 12 克，泽泻 12 克，通草 10 克，滑石 30 克（包煎），白鲜皮 15 克，苍术 12 克，苦参 8 克。

【制法】 将上药共加水 1000 毫升左右，将药浸泡 20 分钟后用武火煮沸，再以文火煎煮 40 分钟左右，取汁。药渣再加水 500 毫升，煎法同上。将两次药汁合并。

【用法】 每日 1 剂。早、晚各 1 次，温热口服。

【功效】 清热渗湿，杀虫止痒。适用于湿热下注型外阴炎。

### ◎ 生地黄当归汤

【材料】 生地黄 18 克，当归 18 克，茯苓 15 克，泽泻 12 克，牡丹皮 12 克，山茱萸 12 克，山药 12 克，知母 12 克，黄柏 12 克，白鲜皮 12 克，地肤子 12 克。

【制法】 将上药共加水 1000 毫升左右，将药浸泡 20 分钟后用武火煮沸，再以文火煎煮 40 分钟左右，取汁。药渣再加水 500 毫升，煎法同上。将两次药汁合并。

【用法】 每日 1 剂。早、晚各 1 次，温热口服。

【功效】 滋阴降火，杀虫止痒。适用于阴虚有热型外阴炎。

### ◎ 异赤散加减

【材料】 生地黄 20 克，木通 15 克，淡竹叶 15 克，黄柏 15 克，土茯苓 20 克，龙胆草 20 克，生甘草 10 克。

【制法】将上药共加水 1000 毫升左右，将药浸泡 20 分钟后用武火煮沸，再以文火煎煮 40 分钟左右，取汁。药渣再加水 500 毫升，煎法同上。将两次药汁合并。

【用法】每日 1 剂。早、晚各 1 次，温热口服。

【功效】清热利尿，泻心火。适用于湿热下注型外阴炎。

### ◎ 仙方活命饮加减

【材料】白芷 15 克，贝母 15 克，防风 15 克，赤芍 15 克，当归 20 克，甘草 10 克，皂角刺 10 克，穿山甲 15 克，天花粉 15 克，乳香 15 克，没药 10 克，金银花 20 克，陈皮 15 克。

【制法】将上药共加水 1000 毫升左右，将药浸泡 20 分钟后用武火煮沸，再以文火煎煮 40 分钟左右，取汁。药渣再加水 500 毫升，煎法同上。将两次药汁合并。

【用法】每日 1 剂。早、晚各 1 次，温热口服。

【功效】清热解毒，活血散结。适用于湿热蕴结型外阴炎。

## 药茶

### ◎ 土茯苓大枣煎

【材料】土茯苓 30 克，大枣 30 克。

【制法】将上两味加水煎汤。

【用法】代茶饮，每日 2 次。

【功效】清热解毒凉血。适用于非特异性外阴炎。

### ◎ 丝瓜饮

【材料】老丝瓜 1 个，白糖 10 克。

【制法】将老丝瓜洗净，放入锅，加水适量，煎煮 15 分钟，去渣取汁，调入白糖。

【用法】代茶饮，不拘时服用。

【功效】 清热解毒。适用于非特异性外阴炎。

## ◎ 龙胆草茶

【材料】 龙胆草 10 克，木通 6 克，白糖 10 克。

【制法】 将上两味药加水煎煮 15 分钟，去渣取汁，调入适量白糖。

【用法】 代茶饮，每日 2 次，连服 3 ~ 5 日为 1 个疗程。

【功效】 清肝利胆。适用于非特异性外阴炎。

## ◎ 苋菜蕹菜饮

【材料】 马齿苋 30 克，生蕹菜 30 克。

【制法】 将上两味加水煎煮，取汁。

【用法】 代茶饮，每日 1 次。

【功效】 清热除湿，凉血解毒。适用于非特异性外阴炎。


**药粥**

## ◎ 山药茱萸粥

【材料】 山药 20 克，山茱萸 15 克，粳米 50 克。

【制法】 将山药、山茱萸、粳米一同放入锅内，加水 500 毫升，同煮为稀粥。

【用法】 早、晚餐食用。

【功效】 滋阴降火，杀虫止痒。适用于阴虚有热型外阴炎。

## ◎ 马齿苋黄花粥

【材料】 马齿苋 30 克，黄花菜 30 克。

【制法】 将上两味洗净，放入锅内，加水适量，大火煮沸后，再用小火熬煮 30 分钟。

【用法】 凉后食用。

【功效】清热利湿解毒。适用于湿热火毒型外阴炎。

◎ 合三豆粥

【材料】绿豆 50 克，黑豆 50 克，赤小豆 50 克，粳米 150 克，白糖适量。

【制法】将绿豆、黑豆、赤小豆各洗净备用，粳米洗净备用。先将 3 种豆放入砂锅内，加适量的水煮至豆五成熟时，放入粳米同熬至豆烂米开花，再放入白糖稍煮沸，即可食用。

【用法】早、晚餐食用。

【功效】清热利湿解毒。适用于湿热火毒型外阴炎。

◎ 荷叶粥

【材料】鲜荷叶 20 克，粳米 200 克。

【制法】将鲜荷叶洗净，先煮 20 分钟，去渣后放入粳米煮粥。

【用法】早、晚随量服食。

【功效】清热泻浊。适用于非特异性外阴炎。

◎ 绿豆百合薏苡仁粥

【材料】薏苡仁 50 克，绿豆 25 克，鲜百合 100 克。

【制法】将鲜百合洗净，掰成瓣，去内膜，绿豆、薏苡仁加水煮至五成熟后加入百合，用文火熬粥，加白糖调味。

【用法】温食，每日 1～2 次。

【功效】养阴清热，除湿解毒。适用于非特异性外阴炎。

◎ 腐竹白果粥

【材料】腐竹 50 克，白果 12 克，粳米适量。

【制法】将上三味同时入锅，加适量水煮粥至熟。

【用法】趁热服食，每日 2 次，宜常服。

【功效】健脾补肾。适用于脾肾两虚型外阴炎。

## ◎ 薏仁泽泻粥

【材料】 薏苡仁 30 克，泽泻 15 克，粳米 50 克。

【制法】 将泽泻加水 200 毫升，煎煮 20 ～ 30 分钟，去渣取汁，加薏苡仁、粳米，加水适量煮成稠粥。

【用法】 早、晚餐食用。

【功效】 清热利湿。适用于湿热下注型外阴炎。

## 药汤

## ◎ 冰糖冬瓜子汤

【材料】 冬瓜子 30 克，冰糖 30 克。

【制法】 将冬瓜子洗净碾末，加入冰糖，用热水冲开，用小火隔水炖熟。

【用法】 佐餐食用，每日 2 次，连服数日。

【功效】 清热利湿。适用于湿热型外阴炎。

## ◎ 金针瓜络蚌肉汤

【材料】 蚌肉 30 克，金针菜 15 克，丝瓜络 10 克。

【制法】 将上三味食材加水适量煎汤，加盐调味。

【用法】 饮汤吃肉，每日 1 次，连用 10 日。

【功效】 益气养阴，清热通络。适用于阴虚有热型外阴炎。

## ◎ 鱼腥豆带汤

【材料】 绿豆 30 克，海带 20 克，鱼腥草 15 克。

【制法】 将上三味加水煎汤，去鱼腥草，加白糖适量调味。

【用法】 饮汤食绿豆和海带。每日 1 次，连服 7 日。

【功效】 清热解毒。适用于湿热火毒型外阴炎。

## ◎ 萆薢金银花绿豆汤

【材料】萆薢 30 克，金银花 30 克，绿豆 30 克。

【制法】将前两味洗净煎水，取药汁和绿豆共煮为汤，加白糖适量调味。

【用法】佐餐食用，每日 1 剂，连服 3 ~ 5 日。

【功效】清热利湿。适用于湿热型外阴炎。

## 保健菜肴

## ◎ 莲杞酿猪肠

【材料】莲子 30 克，枸杞子 30 克，猪小肠 2 小段，鸡蛋 2 个。

【制法】将猪小肠洗净，然后将浸泡过的莲子、枸杞子和鸡蛋混合好，放入猪肠内，将肠两端扎紧，加清水，将猪小肠煮熟后切片。

【用法】佐餐食用，一般 7 ~ 10 次为 1 个疗程。

【功效】补肾益精。适用于肾虚型外阴炎。

## ◎ 芹菜豆腐

【材料】芹菜 20 克，豆腐 30 克。

【制法】将芹菜洗净切碎，与豆腐共同煮熟，加食盐调味服食。

【用法】佐餐食用。

【功效】清热解毒。适用于非特异性外阴炎。

## ◎ 鸡冠炖肚

【材料】鸡冠花 30 克，猪肚 1 具。

【制法】将猪肚洗净，把鸡冠花置于猪肚内，放入锅内，大火煮沸后，改用小火慢炖 1 ~ 2 小时，熟烂后加调料调味即可。

【用法】佐餐食用。

【功效】补气健脾。适用于非特异性外阴炎。

**熏洗**

### ◎ 方 1

【组方】 艾叶 15 克，白矾 6 克。

【用法】 以上诸药加清水适量，水开后，继续煎煮 5 ~ 10 分钟，将药液倒入盆内，趁热先熏后洗外阴、阴道。每日 1 ~ 2 次，每次 20 分钟。

### ◎ 方 2

【组方】 茵陈 30 克，蒲公英 30 克，地肤子 30 克，紫花地丁 15 克，冰片 1.5 克。

【用法】 以上诸药加清水适量，水开后，继续煎煮 5 ~ 10 分钟，将药液倒入盆内，趁热先熏后洗外阴、阴道。每日熏洗 1 次，10 日为 1 个疗程。

### ◎ 方 3

【组方】 苦参 15 克，黄连 15 克，白矾 10 克，桃仁 10 克，地肤子 10 克，甘草 10 克。

【用法】 以上诸药加清水适量，水开后，继续煎煮 5 ~ 10 分钟，将药液倒入盆内，趁热先熏后洗外阴、阴道。每日熏洗 2 次。

### ◎ 方 4

【组方】 苦参 30 克，生百部 30 克，蛇床子 30 克，白头翁 30 克，土茯苓 30 克，黄柏 30 克。

【用法】 以上诸药加水 1500 毫升，煎煮 25 分钟，滤汁去渣后，趁热熏于外阴，待药温稍烫时洗浴患处。每日 2 次，每次 20 分钟。

### ◎ 方 5

【组方】 红花 30 克，金银花 30 克，五倍子 30 克，蒲公英 30 克，鱼腥草 30 克，生黄柏 15 克，川黄连 15 克。

【用法】 诸药水煎后过滤取汁，倒入盆内先熏后洗阴部。每次 20 分钟，每日 2 次。

### ◎ 方 6

【组方】 蚤休 90 克，土茯苓 90 克，苦参 90 克，黄柏 45 克，大黄 45 克，龙胆草 30 克，萆薢 30 克，枯矾 15 克。

【用法】 上药加清水适量，煎沸 5 ~ 10 分钟，将药液倒入盆内，趁热先熏后洗外阴。每日 1 剂，每日 3 次。

### ◎ 方 7

【组方】 苦参 40 克，薏苡仁 30 克，白鲜皮 30 克，土茯苓 30 克，黄柏 15 克，金银花 15 克，鹤虱 15 克，甘草梢 15 克，苍术 10 克，萆薢 10 克，白芷 10 克，蝉蜕 4 克。

【用法】 以上诸药加清水适量，水开后，继续煎煮 5 ~ 10 分钟，将药液倒入盆内，趁热先熏后洗外阴、阴道。每日熏洗 2 ~ 3 次。

## 搽药

### ◎ 方 1

【组方】 珍珠粉 4.5 克。

【用法】 均匀扑撒在患处，每日 2 次，7 日为 1 个疗程。

### ◎ 方 2

【组方】 冰片 0.3 克，硼砂 3 克，玄明粉 3 克。

【用法】 将上药共研极细末，加甘油制成糊状，将外阴清洗后涂于患处，每日 1 次，7 日为 1 个疗程。

### ◎ 方 3

【组方】 黄柏 15 克，黄连 15 克，青黛 15 克，玄明粉 15 克，冰片

0.6 克。

【用法】将上药共研细末，扑撒在外阴部。每日 2 ～ 3 次，6 ～ 7 日为 1 个疗程。

◎ 方 4

【组方】生石膏 500 克，熟石膏 500 克，冰片 25 克，黄连 100 克，黄丹适量。

【用法】先将黄连用开水 3000 毫升泡 3 日，再将生石膏、熟石膏共研细末混匀后，用黄连水飞后阴干，再将黄丹加入至桃红色为度，最后加入冰片粉共研细末，装入瓷瓶中密闭备用。局部常规消毒或用清热解毒的中草药外洗，再将药粉直接撒于外阴部。

◎ 方 5

【组方】鲜蒲公英 5000 克，枯矾 10 克，冰片少许。

【用法】先将蒲公英洗净捣碎，绞汁收入干净瓶内，加入枯矾、冰片，外敷或涂搽外阴部，每日 2 ～ 3 次，连续应用。有效后为防止再度感染，则改为水煎外洗阴部，每日 1 次。用 1 周后，改为每周 2 ～ 3 次。

贴脐

【组方】苦参 10 克，蛇床子 10 克，黄柏 10 克，川椒 10 克，苍术 10 克，白芷 10 克。

【用法】将上药粉碎过 80 目筛，装瓶备用。先清洁脐部，后填入药粉 5 ～ 10 克，覆盖药棉少许，再用麝香止痛膏（孕妇忌用）或胶布盖贴。2 日换药 1 次，每晚用热水袋热敷 20 ～ 30 分钟，以助药物渗透。5 次为 1 个疗程，2 ～ 3 个疗程后停药观察。

**非特异性外阴炎患者日常生活调养注意事项有哪些?**

（1）急性期应卧床休息。

（2）治疗期间禁止性生活，以促进早日康复。

（3）消除顾虑，积极进行康复治疗，避免急躁情绪，维持心理平衡，以较好的心态对待疾病。

（4）多食用小米粥、绿豆汤、荞麦粥、新鲜蔬菜、水果等对疾病调养有好处的食物。

（5）保持外阴部的清洁卫生，每日用清水清洗，水温不宜过高，以免烫伤。也不要抓搔，以免损伤皮肤，导致继发感染。每日勤换内裤，并连同毛巾一起煮沸消毒。

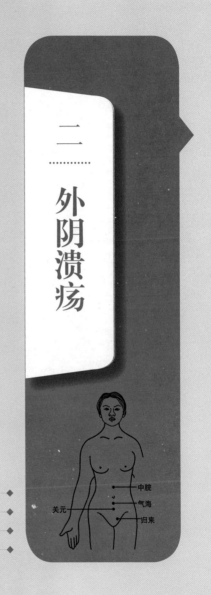

二
..........

# 外阴溃疡

中脘

气海

关元

归来

外阴溃疡是妇科常见病、多发病，是指患者外阴皮肤溃烂，肿痛化脓，黄水淋沥，或外阴一侧凝结成块坚硬，或如蚕茧状者，总称"阴疮"，包括"阴肿""阴蚀"等。通常外阴溃疡较外阴炎症引发的阴部疼痛肿胀严重，不适感和全身症状都较明显，会影响到女性的日常生活和活动。少数外阴溃疡患者还有反复发作的倾向和难以愈合的特点。因此，对本病应高度重视，积极预防和积极治疗，以免贻误病情。

## 病　因

（1）非特异性外阴炎症长期得不到有效控制，炎症发展加重而成为外阴溃疡。

（2）过多进食辛辣热性食物及油脂过重和蛋白质含量过高的食物，如海鲜、肥肉、火锅等，造成体内热能代谢障碍而导致外阴溃疡发生。

（3）居处环境不洁，加之外阴部分泌物过多，细菌大量繁殖。

（4）外阴创伤未能及时治疗，导致外阴感染溃疡。

（5）不注意外阴卫生，如长期穿过紧的尼龙内裤、脏手搔抓、不洁性交、外阴部手术消毒不严等，导致外阴溃疡。

## 症　状

溃疡可见于外阴各部，以小阴唇和大阴唇内侧为多，其次为前庭黏膜及阴道口周围，溃疡可以单独存在，也可以是几个溃疡融合成一个较大的溃疡，外阴溃疡可表现为急性或慢性。

（1）急性外阴溃疡

① 非特异性外阴炎　局部疼痛严重，溃疡表浅，数目较少，周围有明显炎症，溃疡多发生于搔抓后，可伴有低热及乏力等症状。

② 疱疹病毒感染　起病急，初起为多个疱疹，疱疹破溃后呈剧痛的多发性溃疡，溃疡常常复发，后期可能因为细菌感染，白带呈现黄色脓性，并伴有尿急、排尿困难等。

③ 白塞病　起病急，溃疡可广泛发生于外阴各部，而阴道前庭及小阴唇内外侧为多，常复发。

（2）慢性外阴溃疡

① 结核　溃疡形状不规则，好发于阴唇或前庭黏膜，覆以干酪样结构，基底凹凸不平，病变无痛，但受尿液刺激或摩擦后可有剧痛，经久不愈，并可能扩散到周围组织。

② 癌症　外阴恶性肿瘤在早期可表现为丘疹、结节或小溃疡，病灶多位于大阴唇、小阴唇、阴蒂和后联合等处。

## 预　防

（1）积极治疗外阴炎症，避免炎症发展成为溃疡。

（2）保持外阴部的清洁与干燥，保持居住地的卫生，减少致病菌的滋生。

（3）饮食以清淡为主，少吃辛辣刺激的饮食。

（4）不穿非棉质内裤。

（5）保持精神愉快，解除焦躁、紧张情绪。适度参加体育锻炼以增强体质。

（6）性生活注意卫生，避免用手搔抓外阴部。

# 调 养

## 中药方剂

### ◎ 生地黄金银花汤

【材料】 金银花 12 克，生地黄 12 克，连翘 9 克，黄柏 9 克，天花粉 9 克，赤芍 9 克，防风 9 克，丹参 9 克，车前子 9 克（包煎），生栀子 9 克，蒲公英 15 克，生甘草 4.5 克。

【制法】 将上药加清水早、晚各煎煮 1 次，取汁。

【用法】 每日 1 剂。早、晚各 1 次，温热口服。

【功效】 清热利湿，和营收敛。适用于肝经湿热型外阴溃疡。

### ◎ 生脉散

【材料】 西洋参 3 克，麦冬 20 克，玄参 20 克，五味子 6 克，赤芍 9 克，金银花 9 克，泽泻 9 克，知母 9 克，黄柏 9 克，牡丹皮 9 克，生甘草 5 克。

【制法】 将上药加清水早、晚各煎煮 1 次，取汁。

【用法】 每日 1 剂。早、晚各 1 次，温热口服。

【功效】 养阴清热，和营调冲。适用于阴虚内热型外阴溃疡。

### ◎ 白芍山茱萸汤

【材料】 白芍 20 克，山药 20 克，山茱萸 20 克，黄柏 15 克，薏苡仁 15 克，生地黄 15 克，茯苓 15 克，牡丹皮 15 克，泽泻 10 克，栀子 10 克，金樱子 8 克，煅龙骨 5 克，煅牡蛎 5 克。

【制法】 将上药加清水早、晚各煎煮 1 次，取汁。

【用法】 每日 1 剂。早、晚各 1 次，温热口服。

【功效】 补肾益肝，清热滋阴。适用于肝肾阴虚型外阴溃疡。

### ◎ 石膏山药汤

【材料】 生石膏 25 克，山药 20 克，麦冬 10 克，牡丹皮 10 克，生地黄 10 克，黄柏 10 克，知母 8 克，金银花 8 克，黄连 8 克，大黄 4 克。

【制法】 将上药加清水早、晚各煎煮 1 次，取汁。

【用法】 每日 1 剂。早、晚各 1 次，温热口服。

【功效】 清胃养阴。适用于脾胃热积型外阴溃疡。

### ◎ 托里消毒散

【材料】 人参 20 克，川芎 15 克，当归 20 克，白芍 20 克，白术 15 克，黄芪 20 克，茯苓 15 克，金银花 20 克，白芷 20 克，皂角刺 15 克，桔梗 10 克，甘草 10 克。

【制法】 将上药加清水早、晚各煎煮 1 次，取汁。

【用法】 每日 1 剂。早、晚各 1 次，温热口服。

【功效】 补益气血，托里消毒。适用于寒邪凝滞型外阴溃疡。

### ◎ 补中益气汤

【材料】 党参 10 克，白术 10 克，炒赤芍 10 克，淫羊藿 10 克，怀山药 12 克，黄芪 12 克，马鞭草 15 克，陈皮 6 克，升麻 6 克，柴胡 6 克。

【制法】 将上药加清水早、晚各煎煮 1 次，取汁。

【用法】 每日 1 剂。早、晚各 1 次，温热口服。

【功效】 甘温益气，和营调冲。适用于气虚夹热型外阴溃疡。

### ◎ 清热祛湿汤

【材料】 南沙参 20 克，北沙参 20 克，玄参 12 克，苦参 12 克，山茱萸 12 克，石斛 12 克，枸杞子 12 克，丹参 12 克，天花粉 10 克，泽泻 10 克，白芍 10 克，怀山药 15 克，佛手 10 克。

【制法】 将上药加清水早、晚各煎煮 1 次，取汁。

【用法】 每日 1 剂。早、晚各 1 次，温热口服。

【功效】 清热祛湿。适用于肾阴虚湿热内蕴型外阴溃疡。

## ◎ 黄芪茯苓皂角汤

【材料】 黄芪 15 克，茯苓 12 克，皂角刺 12 克，当归 10 克，白芍 10 克，白术 10 克，金银花 10 克，白芷 10 克，川芎 6 克，桔梗 6 克，甘草 6 克。

【制法】 将上药加水煎煮 2 次，药液混合均匀。

【用法】 每日 1 剂，分 2 次服用。

【功效】 利湿化瘀。适用于寒湿瘀滞型外阴溃疡，症见外阴一侧或双侧结块肿胀，疼痛缠绵，皮色不变，神疲体倦，舌淡嫩，苔腻，脉细软无力。

## 药茶

### ◎ 蒲公英茶

【材料】 蒲公英 30 克，半边莲 90 克，白花蛇舌草 90 克，金银花 50 克，葱白 15 克。

【制法】 将上药同入锅内，加入适量清水，武火煮沸后改文火煲 1 小时，取汁，加入红糖适量。

【用法】 代茶频饮。

【功效】 清热解毒，散结消疮。适用于热毒壅盛型外阴溃疡。

### ◎ 赤豆无花果茶

【材料】 赤小豆 50 克，无花果 50 克，土茯苓 50 克。

【制法】 将上三味洗净，放入锅内，加入适量清水，煎煮。

【用法】 代茶饮。

【功效】 清热解毒。适用于各型外阴溃疡。

### ◎ 鱼腥草饮

【材料】 鱼腥草 20 克，白糖适量。

【制法】 将鱼腥草洗净，放入锅内，加入适量清水，煎煮，加入适量白糖。

【用法】代茶频饮。

【功效】清热解毒。适用于各型外阴溃疡。

## 药粥

### ◎ 萹蓄粥

【材料】萹蓄 50 克，粳米 100 克。

【制法】将萹蓄放入锅内，加入 200 毫升清水，煎至 100 毫升，去渣留汁，加入淘洗干净的粳米，再加入 600 毫升清水，煮成稀粥。

【用法】每日早、晚分两次温服。

【功效】清热解毒。适用于各型外阴溃疡。

### ◎ 萆薢银花绿豆粥

【材料】萆薢 30 克，金银花 30 克，绿豆 30～60 克。

【制法】将前两味洗净煎水，药汁和绿豆共煮为粥，加白糖适量调味。

【用法】每日 1 服，连服 3～5 日。

【功效】利湿清热解毒。适用于各型外阴溃疡。

### ◎ 薏苡仁粥

【材料】薏苡仁 50 克，白糖适量。

【制法】将薏苡仁洗净，置于锅内，加水适量，将锅置武火上烧沸，再用文火煨熟，待薏苡仁熟烂后加入白糖即可。

【用法】每日早、晚分两次温服。

【功效】健脾渗湿。适用于各型外阴溃疡。

### ◎ 蒲公英绿豆粥

【材料】蒲公英 10 克，绿豆 50～100 克，冰糖适量。

【制法】 将蒲公英水煎取汁，加绿豆煮粥，粥成加冰糖适量搅匀食用。

【用法】 每日 1 次。

【功效】 清热解毒。适用于各型外阴溃疡。

## 药汤

### ◎ 黄瓜土茯苓乌蛇汤

【材料】 乌梢蛇 1 条（约 250 克），土茯苓 100 克，赤小豆 60 克，生姜 30 克，红枣 8 个（去核），黄瓜块 500 克。

【制法】 将乌梢蛇剥皮，去内脏，入沸水锅煮熟，取肉去骨，与土茯苓、赤小豆、生姜、红枣、黄瓜块同入锅，加清水适量，武火煮沸后改文火煲 3 个小时。

【用法】 食肉饮汤。

【功效】 清热解毒利湿。适用于湿热下聚型外阴溃疡。

### ◎ 蒲公英绿豆汤

【材料】 蒲公英 10 克，绿豆 50 克，粳米 100 克，冰糖适量。

【制法】 将蒲公英水煎取汁，加绿豆与粳米煮粥，粥成后加入冰糖适量搅匀即可。

【用法】 佐餐食用。

【功效】 清热解毒消疮。适用于热毒型外阴溃疡。

## 保健菜肴

### ◎ 龙胆草蛋

【材料】 龙胆草 10 克，鸡蛋 3 个，蜂蜜 30 毫升。

【制法】 将龙胆草加水煎煮 15 分钟，去渣取汁，磕入鸡蛋成荷包蛋，加入蜂蜜。

【用法】空腹食，5 日为 1 个疗程。

【功效】清热敛疮。适用于外阴溃疡，症见外阴灼热疼痛较甚。

◎ 将军蛋

【材料】鸡蛋 1 个，生大黄末 3 克。

【制法】将生鸡蛋顶端敲 1 小孔，入生大黄末，用纸糊住小孔，水煮至熟。

【用法】空腹吃，每日 3 次，4 ～ 5 日为 1 个疗程。

【功效】凉血敛疮。适用于外阴溃疡，症见久不愈合，灼热疼痛。

## 熏洗

◎ 方 1

【组方】苦参 15 克，蛇床子 15 克，白鲜皮 15 克，黄柏 15 克，艾叶 15 克，白矾 15 克，芒硝 15 克。

【用法】上药水煎 30 分钟，取药液 100 毫升，加食醋 10 毫升，每日熏洗 2 次。

◎ 方 2

【组方】苦参 20 克，儿茶 35 克，枯矾 10 克，蛇床子 15 克，鹤虱 15 克，土茯苓 15 克，百部 15 克，甘草 10 克。

【用法】每日 1 剂，水煎熏洗患处，早、晚各 1 次。

◎ 方 3

【组方】苦参 90 克，土茯苓 90 克，蚤休 90 克，黄柏 45 克，大黄 45 克，龙胆草 30 克，萆薢 30 克，枯矾 15 克。

【用法】将上药加水浓煎，去渣滤液，先熏后洗外阴患处，日 1 剂，洗 3 次，每次 30 分钟。

## ◎ 方 4

【组方】 紫花地丁 15 克，蒲公英 15 克，蝉蜕 9 克。

【用法】 将上药煎水熏洗外阴，每日 1 次。

## ◎ 方 5

【组方】 蛇床子 30 克，百部 30 克，枯矾 15 克。

【用法】 将上药煎水熏洗患处，每日 1 ～ 2 次。

## 搽药

## ◎ 方 1

【组方】 紫荆皮 20 克，黄柏 20 克。

【用法】 将上药共研细末，以香油调匀，搽患处，每日 2 ～ 3 次。

## ◎ 方 2

【组方】 黄连 15 克，黄柏 15 克，延胡索 15 克，冰片 15 克，青黛 15 克。

【用法】 将上药共研细末，撒在溃疡基底部，每日 2 ～ 3 次。

## ◎ 方 3

【组方】 蛇蜕 1 条，枯矾 30 克，黄丹 30 克，萹蓄 30 克，藁本 30 克，硫黄 15 克，荆芥穗 15 克，蛇床子 15 克。

【用法】 将上药共研细末，用香油调，搽患处。

## ◎ 方 4

【组方】 三仙丹 3 克，黄连 3 克，象贝母 6 克，大黄 3 克，黄柏 6 克，轻粉 1.5 克，樟脑 1.5 克，猪胆汁适量。

【用法】 将上药研为细末，用麻油调匀，搽患处，早、晚各 1 次。

◎ **方 5**

【组方】黄连 15 克，黄柏 15 克，青黛 15 克，芒硝 1.5 克，冰片 0.6 克。

【用法】将上药混合研成细末，扑撒在溃疡基底部，每日 2～3 次。

♥ 爱心小贴士

### 外阴溃疡患者日常生活调养注意事项有哪些？

（1）急性期要充分补充体液，注意休息，禁止性生活。

（2）对外阴有刺激的药品、化学品，如新洁尔灭、肥皂、橡胶制品等尽量少用或不用。内裤宜穿全棉制品。

（3）在治疗过程中，注意前阴部位的卫生，保持清洁、干燥，避免搔抓。

（4）积极治疗引起外阴溃疡的疾病，如外阴炎、阴道炎、外阴湿疹、外阴瘙痒症及糖尿病等。

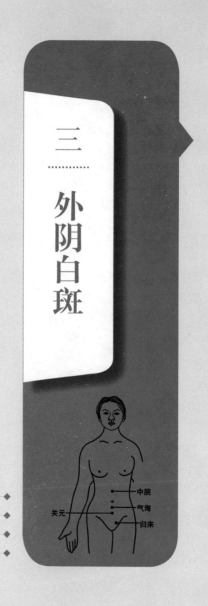

# 三

# 外阴白斑

- ◆ 病因
- ◆ 症状
- ◆ 预防
- ◆ 调养

外阴白斑又称外阴白色病变，是由多种因素引起的外阴皮肤变白或粗糙、萎缩状态的转变或黏膜失去正常色泽，而且不等程度地伴有阴部瘙痒、疼痛和其他征象，是黏膜营养障碍而致的组织变性疾病。根据其组织病理变化不同分为增生型营养不良、硬化苔藓型营养不良、混合型营养不良三类。本病有上皮增生时，可被视为癌的病变。如伴有不典型增生，可进一步发展为外阴癌，其癌变率为 2% 左右，故应加以重视。

中医学称之为"女阴白斑"，结合本病临床表现，将其归类于"阴痒""阴门瘙痒""阴疮"等范畴，是发生于妇女阴部的以白色角化为主要特征的一种皮肤病。

## 病　因

外阴白斑的发病原因至今尚未清楚，可能是局部神经血管营养失调，真皮层硬化，使表皮的有组织特异性的特殊蛋白质（简称抑素）分泌过多，或因过敏，慢性机械性刺激，营养缺乏，自身免疫低下，代谢障碍所致。

中医学认为，本病是因肾虚不能营于阴器，风邪客于腠理，精血不足，任脉虚衰而引起。

## 症　状

（1）增生型营养不良　多发生在 30 ～ 60 岁妇女。主要症状为外阴奇痒，抓破后伴局部疼痛。病变范围不一，主要波及大阴唇、阴唇间沟、阴蒂包皮和阴唇后联合等处，常呈对称性。病区皮肤增厚似皮革，隆起有皱襞或有鳞屑、湿疹样变。皮肤颜色为暗红或粉红，或可出现界限清晰的白色斑块。一般无萎缩或粘连。

（2）硬化苔藓型营养不良　可发生于任何年龄，多见于40岁左右妇女。主要症状为病损区发痒，但一般较增生型病变为轻。病变累及大阴唇、小阴唇、阴蒂包皮、阴唇后联合及肛周皮肤。早期见粉红、白色或有光泽的多角形平顶小丘疹，融合成片后呈紫癜状。进一步发展时皮肤和黏膜变白、变薄；失去弹性，干燥易皲裂，阴蒂萎缩且与其包皮粘连，小阴唇缩小变薄，与大阴唇内侧融合以至消失。晚期皮肤菲薄皱缩似卷烟纸，阴道口挛缩狭窄，仅能容指尖。幼女患此病多在小便或大便后感外阴及肛周不适，在外阴及肛周区出现锁孔状珠黄色花斑样或白色病损，一般到青春期时，病变可自行消失。

（3）混合型营养不良　主要表现为在菲薄的外阴发白区的邻近部位，或在其范围内伴有局灶性皮肤增厚或隆起。

## 预　防

（1）平时注意保持外阴清洁，小便后用软纸擦干外阴皮肤。

（2）内裤不宜过紧，应选柔软、透气性好的棉质内裤。

（3）不要在盆内或浴池内洗澡。勿混用洗脸盆和毛巾以防止滴虫、真菌及其他细菌的交叉感染。

（4）出现外阴瘙痒症状，应及时诊治，不可搔抓，以免发炎。

（5）保持乐观情绪，避免精神刺激。

（6）进食清淡饮食，忌辛辣、肥腻之品。

## 调　养

**中药方剂**

◎ 地归二白骨风汤

【材料】　生地黄5克，当归5克，白芍5克，桑白皮5克，地骨皮

5克，防风5克，荆芥5克，浮萍5克，钩藤5克，磁石30克，川芎3克，牛膝5克。

【制法】将上药加入适量清水，煎煮。

【用法】每日1剂，早、晚分服。

【功效】泻肺补肝。适用于肺热肝血不足所致外阴白斑，症见外阴奇痒，皮肤出现白色斑块，大阴唇、小阴唇萎缩。

## 药茶

◎ 地龙蝉蜕桑椹茶

【材料】地龙9克，蝉蜕9克，桑椹果12克。

【制法】将上药加入适量清水，煎煮。

【用法】每日1剂，当茶饮。

【功效】养血祛风止痒。适用于外阴白斑。

## 药粥

◎ 薏苡仁蝉蜕粥

【材料】薏苡仁30克，蝉蜕10克，大米适量。

【制法】将薏苡仁、蝉蜕、大米洗净，将蝉蜕纱布包后一起熬粥食用。

【用法】每日早、晚分两次温服。

【功效】清热利湿，祛风止痒，健脾。适用于外阴白斑。

◎ 清热除湿粥

【材料】车前子10克（另包，煲粥时用布袋包好），萆薢12克，赤小豆30克，粳米150克，佐料适量。

【制法】将前三味中药同置砂锅内，加入适量清水，先用旺火烧沸后改用文火，慢煮半小时后，倒出药液去渣。将药液与粳米同放入砂锅内，加入适量清水，并以文火慢煮，至粥将熟烂后，加佐料调味即可食用。

【用法】每日早、晚分两次温服。

【功效】 清热除湿。适用于外阴白斑。

## 药汤

### ◎ 桑椹黑豆汤

【材料】 桑椹果适量，黑豆30克。

【制法】 将上两味洗净，煮汤饮用。

【用法】 佐餐食用。

【功效】 养血补肾，祛风止痒。适用于外阴白斑。

### ◎ 生地黄山茱萸肾子汤

【材料】 生地黄15克，山茱萸11克，猪肾1具。

【制法】 将猪肾对半切开，除去内部管络及筋膜，洗去异味，切花成块，盛汤碗内调味。将生地黄、山茱萸加入适量清水，并放入砂锅内煮至药味渗出后，反复将沸汤掏入盛猪肾之汤碗内，待猪肾至八成熟后，倒入锅内一沸即可，空腹食或佐餐。

【用法】 佐餐食用。

【功效】 滋补肝肾。适用于外阴白斑，症见外阴瘙痒不适，干燥，烧灼疼痛，皮肤黏膜变白、变硬、变脆、变薄，或增厚，头晕耳鸣，两目干涩，腰膝酸软，舌红，苔薄，脉细数。

### ◎ 枸杞子猪肝汤

【材料】 枸杞子20克，猪肝125克。

【制法】 将猪肝洗净切片调味，枸杞子洗净，加入适量清水，煮汤，待熟透，将沸汤反复掏入盛猪肝之碗内，至猪肝八成熟后，倒入锅内一沸即成，空腹吃或佐餐。

【用法】 佐餐食用。

【功效】 补肝肾，益阴血。适用于外阴白斑，症见外阴皮肤及黏膜色素消失变白，弹性消失，外阴干涩，灼热或瘙痒，伴有头晕耳鸣，目眩，五心烦热，时见烘热汗出，腰膝酸软，舌质红，苔薄黄，脉细数。

## 保健菜肴

### ◎ 土茯苓马蹄炖猪骨

【材料】 土茯苓（鲜者更佳）500 克，马蹄（荸荠）200 克，猪骨500 克，佐料适量。

【制法】 将土茯苓片与猪骨同煎取汁留骨，然后加入马蹄（去皮），用文火慢炖半小时，加佐料后即可分次食用。

【用法】 佐餐食用。

【功效】 清热除湿止痒。适用于外阴白斑，症见皮肤黏膜粗糙、变白、皲裂、溃疡，溃破处黄水淋沥，带下量多，色黄黏稠，口干目赤，小便短赤，大便秘结，或口苦胁痛，舌红，苔黄腻，脉滑数。

### ◎ 党参核桃炖鸡

【材料】 党参 20 克，茯苓 15 克，干姜 5 克，当归 10 克，枸杞子15 克，核桃肉 15 克，鸡肉 150 克。

【制法】 将上料放入盅内，加入适量清水，姜、枣（去核）、盐适量，调味后隔水炖熟食用。

【用法】 佐餐食用。

【功效】 补中益气，温肾填髓。适用于外阴白斑，症见外阴皮肤及黏膜色素消失变白、萎缩或增厚，痛痒不适，面色无华，神疲乏力，面目及四肢浮肿，腰膝酸软，舌淡胖，舌边齿痕，苔薄白或腻，脉沉缓无力。

## 熏洗坐浴

### ◎ 方 1

【组方】 当归 30 克，女贞子 15 克，紫草 30 克，黄连 12 克，石榴皮 15 克，苦参 30 克。

【用法】 上药水煎外洗及湿敷会阴，共 10 剂，2 日 1 剂。

## ◎ 方 2

【组方】 麻黄 10 克，茺草 10 克，紫花地丁 10 克，紫荆皮 10 克，川椒 10 克，大青盐 10 克，苦参 10 克，蛇床子 10 克，地肤子 15 克，白蒺藜 10 克，大葱根须 3 个，樟脑 10 克（后下）。

【用法】 上药加水 500 毫升煎煮 15 分钟后即可用，每日熏洗 2～3 次。

## ◎ 方 3

【组方】 鹿衔草 50 克，淫羊藿 50 克，覆盆子 50 克，青蒿 50 克。

【用法】 诸药加冷水 2000 毫升浸泡 1～2 小时，再煮沸 20 分钟，去渣，熏洗患处后坐浴。1 剂药分 4 次用，每日 2 次，熏洗坐浴后可再外涂油。

## ◎ 方 4

【组方】 蛇床子 30 克，桑叶 30 克，红花 20 克，紫草 20 克，防风 20 克，乳香 20 克，没药 20 克，石菖蒲 15 克，皂角刺 15 克。

【用法】 水煎，熏洗后，坐浴 15 分钟，15 日为 1 个疗程。

## ◎ 方 5

【组方】 蛇床子 20 克，地肤子 20 克，苦参 20 克，花椒 12 克，黄柏 12 克，苍术 15 克，防风 15 克。

【用法】 上药均用纱布包扎，加水煎煮。取药液入盆中，先熏阴部，待药液温度适宜后坐浴。每日 2 次，10 次为 1 个疗程。

## ◎ 方 6

【组方】 黄柏 15 克，苍术 15 克，白鲜皮 15 克，苦参 30 克，蛇床子 30 克，菟丝子 30 克，荆芥 10 克，赤芍 10 克，丹参 6 克。

【用法】 每日 1 剂，水煎，熏洗约 30 分钟。

## ◎ 方 7

【组方】 苦参 30 克，白鲜皮 30 克，地肤子 30 克，蛇床子 30 克。

【用法】 将苦参加水 150 毫升浸泡 10 分钟，煎煮 15 分钟；后 3 味药加水 150 毫升，煎煮 5 分钟，两种药液混合煎 10 分钟，过滤，浓缩至 100 毫升。加温水 500 毫升，熏洗后，坐浴 15 分钟，每日 2 次，15 日为 1 个疗程。

## 搽药

◎ 方 1

【组方】 黄芪 30 克，淫羊藿 30 克，何首乌 30 克，甘草 30 克。

【用法】 将上药用香油浸泡，去渣，消毒待外用涂搽。

◎ 方 2

【组方】 鹿衔草 30 克，淫羊藿 30 克，覆盆子 30 克，艾叶 30 克，白芷 30 克。

【用法】 将上药用香油浸泡，去渣，消毒待外用涂搽。

◎ 方 3

【组方】 炉甘石 30 克，飞滑石 15 克，密陀僧 12 克，煅龙骨 9 克，煅石膏 9 克，制南星 9 克，肥皂荚（去子筋）9 克，枯矾 6 克，炮穿山甲 6 克。

【用法】 将上药共研细末，用麻油或凡士林调匀，消毒处理，于每次坐浴后搽患处，每日 1～3 次。

◎ 方 4

【组方】 珍珠 3 克，青黛 3 克，雄黄 3 克，黄柏 9 克，儿茶 6 克，冰片 0.03 克。

【用法】 将上药共研细末，外涂患处，1 日数次。

◎ 方 5

【组方】 己烯雌酚 10 毫克，冰片 4.3 克，薄荷脑 1 克，青黛 6 克，羊毛脂 70 克。

【用法】 将上药配成软膏，外涂患部，每日 3 ～ 4 次。

## 艾灸

【取穴】 足三里（双）、三阴交（双）。

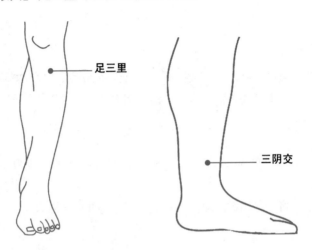

足三里

三阴交

【操作方法】 每穴艾灸 10 分钟，外阴局部艾卷灸 20 ～ 30 分钟，每日 1 次，10 次为 1 个疗程。

❤ 爱心小贴士

### 外阴白斑传染吗？

根据国内外大量文献报道，现在尚未发现外阴白斑具有传染性。因此，身边亲戚朋友如有患此病者，不必惊慌失措，不要歧视、讨厌和疏远她们，以免给她们造成心理上的负担，那样做也极易误导患者。

夫妻间更是如此，对该病要有正确的认识，丈夫在妻子患病的时候，更要体贴她，亲近她，提醒她按时用药，帮助她树立战胜疾病的信心和勇气，这对患者的康复是非常重要的。

四

............

# 外阴瘙痒症

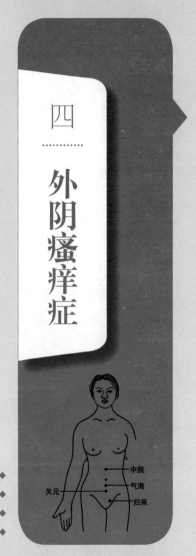

中脘

关元 气海

归来

外阴瘙痒症不是一种独立存在的疾病，而是各种不同程度的病变所引起的一种症状，一般属中医"阴痒""阴蚀"等病证范畴。一般多见于中年妇女。当瘙痒严重时，患者多坐卧不安，以致影响正常的生活和工作，因此应加以重视。本病的治疗关键在于清热燥湿杀虫及调理肝、肾、脾的功能，本着"治外必本诸内"的原则，采用内服与外治、整体与局部相结合，并应注意卫生，增强体质，做好预防工作。

# 病　因

西医认为外阴瘙痒的常见原因有两方面。一为局部原因：感染病原体或致病菌，如念珠菌、滴虫、淋菌、支原体、衣原体、阴虱等；或不注意外阴清洁，致月经、分泌物甚至尿粪浸渍，长期刺激外阴；或卫生巾、避孕套等局部化学品过敏；或其他皮肤病变，如慢性外阴营养不良等。二为全身性疾病：糖尿病、黄疸、胆瘀症、维生素缺乏、神经性瘙痒及原因不明的瘙痒症等。

中医学认为，阴痒发生的病因主要是感染湿、热、毒、虫邪，以及肝、脾、肾功能失调，侵扰阴部，或阴部肌肤失养所致。不外乎虚实两个方面。实者由于经期、产后忽视阴部卫生，或房事不洁，以致湿毒虫邪侵入阴部，蚀于阴中，发为带下、阴痒；或肝郁化热，脾虚生湿，湿热蕴结，下注于阴部而发病。虚者素体肝肾不足或年老肝肾亏损，精血衰少，化燥生风，阴部肌肤失于荣养而致阴痒。前者多发于生育期妇女，多见于肝经湿热下注；后者多好发于绝经前后，多见于肝肾阴虚、血燥生风。

## 症　状

外阴瘙痒多位于阴蒂、小阴唇，也可波及大阴唇、会阴甚至肛周等皮损区，常呈阵发性发作，也可为持续性，一般夜间加重。无原因的外阴瘙痒一般发生于生育年龄或绝经后妇女，多波及整个外阴部，也可仅局限于某部或单侧外阴，虽瘙痒严重，甚至难以忍受，但局部皮肤和黏膜外观正常，或仅见因搔抓过度而致的抓痕和血痂。

## 预　防

（1）平时注意个人卫生，保持外阴部清洁干燥，尤其在经期、孕期、产褥期，每日清洗外阴、更换内裤。

（2）穿着宽松、透气的全棉内裤，内裤须与其他衣物分开洗涤，洗后在太阳下暴晒，不宜阴干。勿穿塑身或紧身内衣裤，以免过紧内衣使阴道局部的温度及湿度增高，又闷又热的环境容易滋生真菌等病原菌。

（3）非经期勿用卫生护垫。

（4）不与他人共用毛巾、浴巾，提倡淋浴，避免盆浴。

（5）房事后及时清洗外阴，既能防止感染湿热之邪，又能防止分泌物刺激。清洗外阴时，应用温水自前向后洗，以免洗过肛周的污水倒流回阴部，从而使阴部受到感染。避免频繁使用清洁剂或洗剂冲洗外阴、阴道，以免破坏阴道的自身防御机制，引起菌群失调，导致邪毒入侵。

（6）饮食宜清淡，注意营养，多食用新鲜水果、蔬菜，尽量避免食用辛辣、刺激性食物，戒烟限酒。

（7）避免使用有刺激性的肥皂、沐浴液，切忌在外阴部喷洒香水，以免化学物质刺激、过敏引发外阴瘙痒。

（8）勿长期久坐，以免阴部透气不良，血液循环受阻，发生感染。

（9）当前社会生活节奏较快，女性要兼顾工作、家庭，所以更要稳定情绪，怡养性情，保持心情舒畅，及时缓解精神压力，以防肝气郁结，疏泄失常，木横克土，湿热内生，下注阴部，导致外阴瘙痒发生。

（10）加强体育锻炼，增强体质，提高机体免疫功能。

（11）积极治疗外阴或阴道损伤、盆腔炎、崩漏等妇科疾病，减少病原菌的生长繁殖。

（12）注意合理应用抗生素、激素及口服避孕药，糖尿病患者应积极治疗，控制血糖。

# 调 养

## 中药方剂

### ◎ 龙胆泻肝汤

【材料】龙胆草6克，黄芩9克，栀子9克，泽泻12克，木通9克，车前子9克，当归8克，生地黄20克，柴胡10克，生甘草6克。

【制法】将上药加清水早、晚各煎煮1次，取汁。

【用法】每日1剂。早、晚各1次，温热口服。

【功效】泻肝胆实火，清下焦湿热。适用于湿热引起的外阴瘙痒症。

### ◎ 土茯苓易黄汤

【材料】土茯苓30克，黄芪30克，金银花15克，连翘15克，当归15克，败酱草15克，冬瓜皮15克，薏苡仁15克，黄柏15克，红藤15克，苍术15克，椿根皮15克，白术15克，甘草5克。

【制法】将上药加入适量清水，煎煮取汁。

【用法】每日1剂。早、晚各1次，温热口服。

【功效】清热止带。适用于湿热引起的外阴瘙痒症。

### ◎ 地黄龙胆泻肝汤

【材料】生地黄15克，龙胆草12克，泽泻12克，白鲜皮12克，鹤虱12克，栀子9克，木通9克，黄芩6克，柴胡6克，车前子6克(包煎），当归6克，甘草3克。

【制法】 将上药加水煎煮2次，药液混合均匀。

【用法】 每日1剂，分2次服。

【功效】 清利肝经湿热。适用于湿热下注型外阴瘙痒症，症见阴部瘙痒，甚至奇痒难忍，黄带如脓，其气腥臭，心烦难寐，口苦而腻，胸胁苦闷，小便短数，舌苔黄腻，脉弦滑。

## ◎ 地黄二山白鲜汤

【材料】 地黄24克，山药12克，山茱萸12克，知母12克，当归12克，白鲜皮12克，茯苓9克，牡丹皮9克，泽泻9克，黄柏9克，仙茅9克，淫羊藿9克。

【制法】 将上药加水煎煮2次，药液混合均匀。

【用法】 每日1剂，分2次服。

【功效】 滋阴清热。适用于肝肾阴虚型外阴瘙痒症，症见阴部干涩灼热，有瘙痒感，夜间加剧，带下量少色黄，或如血样，眩晕耳鸣，腰酸腿软，或时有烘热汗出，舌红，苔少，脉弦细或细数无力。

## ◎ 当归川芎二地汤

【材料】 当归15克，川芎10克，生地黄15克，熟地黄15克，赤芍15克，党参15克，山药15克，茯苓15克，鸡血藤25克，防风5克，乌梅10克，夜交藤25克，珍珠母35克（先煎），磁石35克（先煎），生甘草10克。

【制法】 将上药加水煎煮2次，药液混合均匀。

【用法】 每日1剂，分2次服。

【功效】 养血祛风。适用于血虚生风型外阴瘙痒症，症见外阴瘙痒，夜间加剧，难以入眠，病程已久，皮肤干燥，神疲乏力，面色少华，头晕耳鸣，腰膝酸软，舌淡，苔薄白，脉细弱。

## 药茶

### ◎ 参乌石斛茶

【材料】太子参 30 克，何首乌 12 克，石斛 12 克。

【制法】将上三味煎水。

【用法】代茶饮。

【功效】滋阴润燥，补肝益肾。适用于虚证外阴瘙痒。

## 药粥

### ◎ 海带绿豆粥

【材料】海带 30 克，绿豆 30 克，大米 100 克，白糖适量。

【制法】将海带洗净切碎，绿豆浸泡半日，大米淘洗干净，共煮为粥，将熟时调入白糖。

【用法】早、晚服用。

【功效】清热解毒，利水泄热。适用于外阴瘙痒症。

### ◎ 薏苡仁红枣粥

【材料】薏苡仁 30 克，红枣 10 枚，大米 50 克。

【制法】将薏苡仁、红枣、大米洗净，放入锅内，加入适量清水，共煮成粥。

【用法】早、晚服用。

【功效】清热健脾止痒。适用于外阴瘙痒症。

### ◎ 首乌桑椹芝麻粥

【材料】何首乌 30 克，桑椹 10 克，黑芝麻 10 克，大米 50 克。

【制法】将何首乌、桑椹、黑芝麻、大米洗净，放入锅内，加入适量清水，共煮成粥。

【用法】早、晚服用。

【功效】 养血滋阴止痒。适用于外阴瘙痒症。

## 保健菜肴

### ◎ 马鞭草蒸猪肝

【材料】 猪肝 60 克，马鞭草 30 克。

【制法】 将猪肝与马鞭草切成小块拌匀，装在有盖的碗中，放在蒸锅内蒸 30 分钟即可。

【用法】 顿服。

【功效】 清热祛湿。适用于外阴瘙痒症。

### ◎ 马齿苋炖蛋清

【材料】 鲜马齿苋 60 克，鸡蛋清适量。

【制法】 将鲜马齿苋、鸡蛋清放入锅内，加入适量清水，炖熟即可。

【用法】 佐餐服食。

【功效】 清热利湿。适用于外阴瘙痒症。

## 熏洗坐浴

### ◎ 方 1

【组方】 苦参 15 克，白鲜皮 15 克，地肤子 15 克，苍术 15 克，蛇床子 15 克，枯矾 12 克，黄柏 10 克。

【用法】 将上药加水煎汤，每日 1 剂，趁热熏洗坐浴，每次 20 分钟，10 次为 1 个疗程。如外阴已红肿溃烂则不宜用。

### ◎ 方 2

【组方】 鹤虱 40 克，蛇床子 40 克。

【用法】 将上药加水适量，煎取药汁，冲洗阴部。

## ◎ 方 3

**【组方】** 蛇床子 15 克，白鲜皮 15 克，苦参 15 克，百部 15 克，蜂房 15 克，明矾 9 克，花椒 9 克。

**【用法】** 水煎 1500 ~ 2000 毫升外洗，水温 40℃左右。已婚妇女如系阴道炎，可将食、中两指伸入阴道内擦洗。

**【功效】** 有清热燥湿、杀虫止痒的功效。适用于各证型外阴瘙痒。

## ◎ 方 4

**【组方】** 芹菜、大蒜各适量。

**【用法】** 芹菜、大蒜适量榨汁弃渣，将液汁稀释后冲洗阴道。

**【功效】** 清热除湿止痒。适用于各证型外阴瘙痒。

## ◎ 方 5

**【组方】** 百部 50 克，苦参 30 克，大黄 30 克，地肤子 30 克。

**【用法】** 剃光阴毛，煎水熏洗后坐浴。

**【功效】** 有清热除湿、杀虫止痒的功效。适用于阴虱、阴痒者。

## ◎ 方 6

**【组方】** 椿树叶 100 克。

**【用法】** 水煎外洗阴部。

**【功效】** 能清热解毒、杀虫止痒。适用于各证型外阴瘙痒。

## ◎ 方 7

**【组方】** 补骨脂 50 克，95% 酒精 100 毫升。

**【用法】** 将补骨脂浸泡于 100 毫升 95% 酒精中，1 周后弃渣，药液外涂患处。

**【功效】** 具有调和气血、活血通络、润肤止痒的功效。适用于外阴白斑引起的外阴瘙痒。

## 坐药

◎ **方 1**

【组方】 蛇床子 15 克，黄柏 15 克，芦荟 6 克。

【用法】 水煎备用，仰卧，先用药棉洗净阴部，后用带线棉球蘸药水塞入阴道内，每晚 1 次，连用 3 次。

◎ **方 2**

【组方】 冰硼散、香油各适量。

【用法】 清洗外阴局部后，取适量香油调开冰硼散，用棉签蘸涂外阴和阴道内可清热解毒消肿。用于滴虫性和真菌性阴道炎引起的外阴瘙痒。

◎ **方 3.**

【组方】 苦参 70 克，鲜桃树叶 50 克，鲜柳树叶 50 克，贯众 50 克，蛇床子 100 克。

【用法】 将上药加水 500 毫升，浓煎至 80 毫升，做 14 个大棉球，以线扎紧，并留线头 10 ～ 15 厘米（以便置入阴道后取出）。棉球经高温消毒后浸入药液中做成杀虫止痒栓，每晚睡前阴道内放入 1 枚，次日早晨取出，连续 14 日。有清热利湿、杀虫止痒的功效。

## 按摩

【取穴】 肾俞。

【操作方法】 用双手拇指螺纹面接触肾俞穴（第 2 腰椎棘突下旁开 1.5 寸），先向下按压然后相对挤，同时做环形揉动，时间 1 分钟。再以双手拇指螺纹面轻轻按于穴位上，快

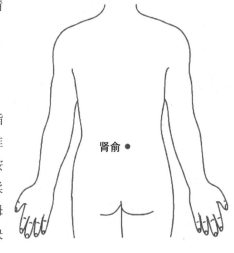

肾俞 ●

速向志室方向分推，手法要求柔和，每侧 50 次。

**拔罐**

【取穴】 中极、足三里、阴廉、三阴交、太冲。

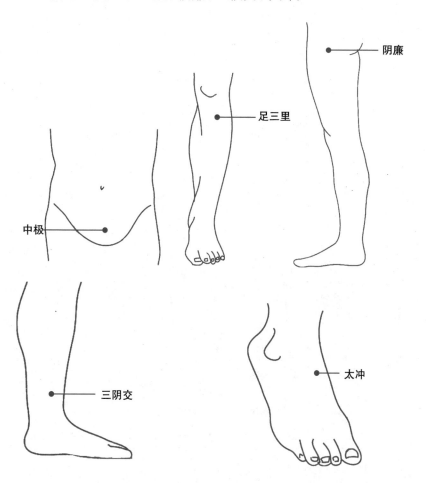

【操作方法】 取上穴，以单纯火罐法吸拔穴位，留罐 10 ～ 15 分钟，每隔 1 ～ 2 日 1 次。

## 艾灸

【取穴】 大椎、曲池、气海、三阴交、血海、曲骨。

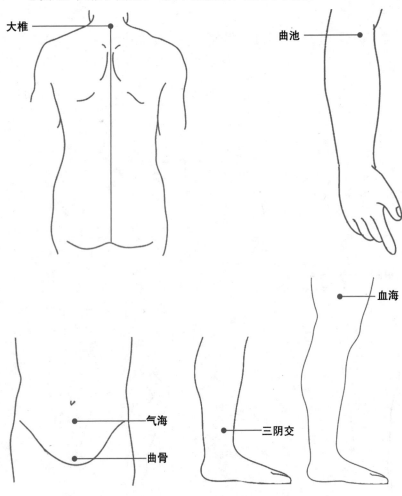

【操作方法】 用艾条悬灸上述穴位，每次取一穴双侧灸20分钟，两穴交替进行，每日1次，待病情好转后改为每周2～3次。

♥ 爱心小贴士

## 外阴瘙痒症患者日常生活调养注意事项有哪些？

（1）外阴瘙痒者应勤剪指甲、勤洗手，不要搔抓皮肤，以防外阴破溃而继发感染。

（2）患病后不可羞于启齿、讳疾忌医，亦不可"有病乱投医"或盲目听信广告，擅自乱用药物，尤其是激素类药物，最易掩盖病灶，延误病情。

（3）瘙痒难忍时可转移注意力，如听音乐、看电视、参加户外活动等。

（4）治疗期间避免性生活，以防加重病情或发生变证，有些阴痒，如滴虫性阴道炎、阴虱等，会通过性传播，夫妻双方须同时接受治疗。

（5）治疗时勿忘对生活用品进行同步消毒、清洁，毛巾和内裤上的病原体如果不去除，治疗就会前功尽弃。因此，对毛巾和内裤要进行充分消毒：煮沸15～20分钟，并在阳光下晒干。

（6）瘙痒症状明显，或伴有白带异常、腹痛等其他症状，很有可能是炎症感染，须及时去医院进行局部和全身检查，必要时做阴道分泌物培养、药敏试验或局部病理学检查，以便进行针对性治疗。

（7）阴道炎在月经前后容易复发，建议在月经前后各用药治疗5～7日，连续用3个月经周期，可防止阴道炎反复发作。

（8）外阴瘙痒与外阴湿疹需相鉴别，后者局部皮肤有湿疹样改变、水疱、结痂或皮肤增厚变粗糙。

（9）对于久治不愈的外阴瘙痒患者，应做血糖检查，排除糖尿病；对于顽固性外阴瘙痒，且外阴局部出现丘疹、结节或小溃疡，经久不愈，特别是处在更年期前后的患者，应高度警惕外阴癌，及时取病灶活组织进行检查。

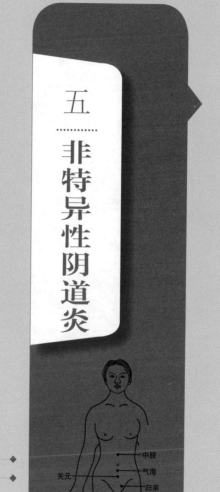

五
..........

# 非特异性阴道炎

关元　中脘
气海
归来

非特异性阴道炎不是由特异性病原体，如滴虫、霉菌、淋球菌等所致，而是由一般病原菌，如变形杆菌、链球菌、葡萄球菌、大肠杆菌等引起的阴道炎，本病还与嗜血杆菌、支原体、各种厌氧菌的感染有关。本病又称为阴道嗜血杆菌性阴道炎、阴道棒状杆菌性阴道炎、加德纳杆菌性阴道炎，以及细菌性阴道病。其之所以被称为细菌性，是因为本病可见大量细菌生长繁殖，其中以厌氧菌为主；而所谓阴道病，则是指本病阴道分泌物增多，但无临床所见到的炎症反应，其局部无白细胞增加，而且约 50% 的患者没有症状。

## 病　因

本病常发生于身体虚弱及个人卫生条件较差的妇女。与本病相关的因素很多，如阴道创伤、手术损伤、阴道纳入异物，诸如子宫托、遗留棉球、纱布，以及使用避孕药不当，经常做刺激性较强的阴道灌洗、接触具有腐蚀性的药品、子宫颈炎、子宫内膜炎、分娩或流产后分泌物增多、长期子宫出血等，致使阴道正常防御功能受到破坏，为病原菌的生长繁殖提供了有利条件，导致阴道菌群平衡失调，正常情况下占主导地位的乳酸杆菌被大量的厌氧菌所取代，而容易发生本病。

本病患者约 90% 是由阴道嗜血杆菌所引起。阴道嗜血杆菌呈微小棒状、两端为圆球形，其无鞭毛、无荚膜、无动力，不形成内孢子，革兰染色阴性。当机体抵抗力下降，或阴道 pH 遭到破坏，阴道生态环境发生改变时，即可致病。但阴道嗜血杆菌毒性较小，很少引起全身感染。约有 1/4 的患者为混合感染，其病原菌主要是链球菌、葡萄球菌及不能产生过氧化氢的乳酸杆菌等。

中医学认为，本病多因脾运失调，湿浊内蕴，久而化热，湿热互结，流注下焦；或湿毒秽浊之邪乘虚内侵，直接伤带脉所致。

## 症　状

本病最典型的症状是白带明显增多，白带稀薄，色灰白浑浊或呈脓性，有异常臭味，呈氨样腐臭，或鱼腥味。因分泌物的刺激，部分患者可有外阴瘙痒、灼热感。偶有性交痛。部分患者无任何症状，而在做常规妇科检查时被医生发现。

## 预　防

（1）平时注意个人卫生，保持外阴部清洁干燥，尤其在经期、孕期、产褥期，每日清洗外阴、更换内裤。

（2）穿着宽松、透气的全棉内裤，内裤须与其他衣物分开洗涤，洗后在太阳下暴晒，不宜阴干。勿穿塑身或紧身内衣裤，以免过紧内衣使阴道局部的温度及湿度增高，又闷又热的环境容易滋生真菌等病原菌。

（3）非经期勿用卫生护垫。

（4）不与他人共用毛巾、浴巾，提倡淋浴，避免盆浴。

（5）房事后及时清洗外阴，既能防止感染湿热之邪，又能防止分泌物刺激。清洗外阴时，应用温水自前向后清洗，以免洗过肛周的污水倒流回阴部，从而使阴部受到感染。避免频繁使用清洁剂或洗剂冲洗外阴、阴道，以免破坏阴道的自身防御机制，引起菌群失调，导致邪毒入侵。

（6）注意饮食营养，宜多食新鲜蔬菜和水果，以保持大便通畅；忌食辛辣刺激之品，例如辣椒、葱、大蒜、芥末等。

（7）当前社会生活节奏较快，女性要兼顾工作、家庭，所以更要稳定情绪，怡养性情，保持心情舒畅，及时缓解精神压力。

（8）加强体育锻炼，增强体质，提高机体免疫功能。

（9）积极治疗与发病有关的各种因素，如治疗子宫颈糜烂、阴道损伤及除去阴道内异物等。

# 调 养

## 中药方剂

### ◎ 知柏生地黄汤

【材料】 知母 10 克，黄柏 10 克，生地黄 10 克，怀山药 10 克，山茱萸 10 克，茯苓 12 克，牡丹皮 10 克，泽泻 10 克。

【制法】 将上药加清水早、晚各煎煮 1 次，取汁。

【用法】 每日 1 剂。早、晚各 1 次，温热口服。

【功效】 滋阴清热。适用于肝肾阴虚型非特异性阴道炎。

### ◎ 丹栀逍遥汤

【材料】 牡丹皮 10 克，炒栀子 10 克，当归 10 克，白芍 10 克，柴胡 18 克，白术 10 克，茯苓 10 克，薏苡仁 30 克，车前子 12 克，茵陈 15 克。

【制法】 将上药加清水早、晚各煎煮 1 次，取汁。

【用法】 每日 1 剂。早、晚各 1 次，温热口服。

【功效】 疏肝清热，健脾利湿。适用于肝郁脾虚型非特异性阴道炎。

### ◎ 止带汤加减

【材料】 茯苓 20 克，猪苓 20 克，黄柏 15 克，栀子 15 克，山药 15 克，茵陈 20 克，牛膝 15 克，牡丹皮 15 克，苍术 15 克，车前子 15 克。

【制法】 将上药水煎。

【用法】 每日 1 剂，早、晚分服。

【功效】 燥湿止痒。适用于湿热下注引起的非特异性阴道炎，症见带下量多，色黄有味，质黏稠或如水样，外阴或阴道瘙痒、热痛，亦可伴有小腹痛，小便短赤，心烦口渴，舌红，苔黄。

## ◎ 五味消毒饮加减

【材料】 蒲公英 15 克，紫花地丁 15 克，天葵子 15 克，金银花 20 克，野菊花 15 克，白术 15 克，白花蛇舌草 15 克，土茯苓 20 克，苍术 15 克。

【制法】 将上药水煎。

【用法】 每日 1 剂，早、晚分服。

【功效】 清热解毒，排脓消结。适用于湿毒内侵型非特异性阴道炎，症见带下量多，色黄或赤白相兼，有臭味，阴部瘙痒、肿痛，舌红，苔黄。

## ◎ 龙胆茯苓汤

【材料】 龙胆草 12 克，茯苓 10 克，栀子 10 克，车前子 10 克，当归 10 克，泽泻 10 克，生地黄 10 克，柴胡 8 克，木通 6 克，甘草 5 克。

【制法】 将上药加清水早、晚各煎煮 1 次，取汁。

【用法】 每日 1 剂。早、晚各 1 次，温热口服。

【功效】 清热利湿。适用于湿热下注型非特异性阴道炎。

## 药茶

## ◎ 双蛸茶

【材料】 海螵蛸 15 克，沙苑子 15 克，鹿角霜 15 克，金樱子 15 克，桑螵蛸 8 克，白术 10 克。

【制法】 将上药水煎。

【用法】 代茶饮，每日 1 剂。

【功效】 温肾健脾，固精止带。适用于非特异性阴道炎。

## ◎ 肉苁蓉茶

【材料】 肉苁蓉 20 克。

【制法】 将上药水煎。

【用法】 代茶饮，每日早、晚各服1次。

【功效】 温阳补肾。适用于非特异性阴道炎。

## ◎ 石榴茶

【材料】 石榴皮30克。

【制法】 将上药洗净，水煎。

【用法】 代茶饮，每日2～3次，连服1周为1个疗程。

【功效】 温肾固脉。适用于非特异性阴道炎。

## ◎ 白果冬瓜子茶

【材料】 白果10个，冬瓜子30克。

【制法】 将上两味洗净，然后将冬瓜子、白果与1杯半水一起入锅煮，煮好食用。

【用法】 频频代茶饮，不宜久服。

【功效】 清热利湿止带。适用于非特异性阴道炎。

## ◎ 马齿苋茶

【材料】 鲜马齿苋50克，蜂蜜25克。

【制法】 将鲜马齿苋洗净，冷开水再浸洗1次，切小段，搅拌机搅烂，榨取鲜汁，加入蜂蜜调匀，隔水炖熟即成。

【用法】 分2次饮用。

【功效】 清热解毒，利湿止带。适用于非特异性阴道炎，证属湿热或热毒内盛者。孕妇禁用。


药粥

## ◎ 木棉花粥

【材料】 木棉花30克，粳米适量。

【制法】 将木棉花加水适量，煎沸去渣取汁，加入粳米500克煮粥，粥成服食。

【用法】 每日 1 次，连服 7 日为 1 个疗程。

【功效】 清热解湿。适用于非特异性阴道炎。

## 药汤

### ◎ 马齿苋白果鸡蛋汤

【材料】 鲜马齿苋 60 克，白果仁 7 个，鸡蛋 3 个。

【制法】 将鸡蛋打碎取鸡蛋清，把马齿苋、白果仁混合捣烂，用鸡蛋清调匀，用刚煮沸的水冲服。

【用法】 空腹服用，每日 1 剂，连服 4 ~ 5 日为 1 个疗程。

【功效】 清热止带。适用于非特异性阴道炎。

### ◎ 白果乌鸡汤

【材料】 乌骨鸡 1 只（约 500 克），白果 10 枚，莲子肉 30 克，糯米 15 克，胡椒适量。

【制法】 将乌骨鸡活宰，去毛、内脏，洗净；白果、莲子肉、糯米、胡椒洗净。把白果、莲子肉、糯米、胡椒装入鸡腹腔内，封口后，放至炖盅内并加盖，隔水用小火炖 2 ~ 3 小时，至鸡熟烂，调味即成。

【用法】 可分 2 ~ 3 次食，饮汤，食肉、白果等。

【功效】 补益脾肾，固涩止带。适用于非特异性阴道炎。

## 保健菜肴

### ◎ 白果仁鸡蛋

【材料】 白果仁 1 个，鸡蛋 1 个。

【制法】 将白果仁研末，鸡蛋打 1 小孔，将白果仁末放入鸡蛋中，湿麻纸封口蒸熟，去壳。

【用法】 每日早、晚空腹服 1 个蛋，连服 1 周。

【功效】 扶正补气，涩精止带。适用于非特异性阴道炎。

## ◎ 金樱子炖冰糖

【材料】 金樱子 30 克，冰糖 15 克。

【制法】 将金樱子洗净，放至炖盅内，加入冰糖、开水适量，炖盅加盖，小火隔水炖 1 小时即成。

【用法】 随量饮用。

【功效】 补肾固精，收涩止带。适用于非特异性阴道炎。

## ◎ 胡椒鸡蛋饼

【材料】 胡椒 27 粒，鸡蛋 1 个。

【制法】 将胡椒研细末，鸡蛋打碎，两味调匀，煎炒成鸡蛋饼。

【用法】 当早点，连服半个月。

【功效】 温宫助阳，益气养血。适用于非特异性阴道炎。

## ◎ 金橘叶鸡蛋

【材料】 金橘叶 60 克，鸡蛋 2 个。

【制法】 将金橘叶洗净后切碎，与打碎之鸡蛋搅匀，放锅内干炒（不放盐、油），将熟时加水半碗煮沸。

【用法】 顿服。

【功效】 疏肝解郁，扶正培中。适用于非特异性阴道炎。

# 熏洗坐浴

## ◎ 方 1

【组方】 白鲜皮 30 克，鸡血藤 30 克，何首乌 30 克，生地黄 30 克，麻黄 9 克，红花 6 克，淫羊藿 15 克。

【用法】 诸药水煎过滤去渣后，倒入盆内坐浴。每日 2 次，每次半小时。

◎ **方 2**

【组方】 野菊花 30 克，寒水石 30 克，生石膏 30 克，黄连 10 克。

【用法】 水煎去渣，先熏，后坐浴，每日 1 次，7 日为 1 个疗程。

◎ **方 3**

【组方】 茯苓 15 克，车前子 15 克，黄柏 15 克，苍术 15 克，芡实 15 克，鸡冠花 15 克，炒栀子 10 克，白果 10 克，醋柴胡 10 克，龙胆草 12 克。

【用法】 水煎，去渣，先熏，后坐浴，每日 1 次，7 日为 1 个疗程。月经期间停用。

◎ **方 4**

【组方】 嫩苦参 30 克，生大黄 15 克，蛇床子 15 克，鲜桃树叶 60 克。

【用法】 诸药加清水 3000 毫升，煎取浓汁，去渣后，将药液倒入盆内，趁热熏蒸外阴部，待药液温热即坐浴浸洗，至药液变冷为止。每日早、晚各 1 次。通常熏洗 3 ~ 5 日即愈。

◎ **方 5**

【组方】 蒲公英 30 克，黄柏 15 克，苦参 15 克，金银花 15 克，连翘 15 克，败酱草 35 克，紫花地丁 18 克。

【用法】 诸药加清水适量，煎沸后，倒入盆内，趁热先熏洗外阴、阴道。每晚熏洗 1 次，每剂连续用 3 日。同时服用加味逍遥丸（中成药），每服 6 克，每日 2 次，白开水送服。

◎ **方 6**

【组方】 生地黄 20 克，蒲公英 30 克，生甘草 6 克。

【用法】 诸药加水煎汁 200 毫升，阴道灌洗，每日 1 次。

## ◎ 方 7

【组方】 苍术 10 克，黄柏 10 克，牛膝 10 克，苦参 9 克，鱼腥草 30 克。

【用法】 煎水熏洗。适用于湿热下注型非特异性阴道炎。

## ◎ 方 8

【组方】 苦参 30 克，蚤休 15 克，黄柏 15 克，土茯苓 20 克，鹤虱 15 克，生甘草 10 克。

【用法】 煎水熏洗坐浴。适用于湿毒型非特异性阴道炎。

## ◎ 方 9

【组方】 苦参 40 克，薏苡仁 30 克，白鲜皮 30 克，土茯苓 30 克，黄柏 15 克，金银花 15 克，鹤虱 15 克，甘草梢 15 克，苍术 10 克，萆薢 10 克，白芷 10 克，蝉蜕 4 克。

【用法】 每日 1 剂，水煎至 500 ~ 1000 毫升，先熏后洗，每日 2 ~ 3 次。

## 坐药

## ◎ 方 1

【组方】 百部 30 克，金银花 30 克，苍术 30 克，黄柏 15 克，明矾 15 克，花椒 15 克，虎杖根 100 克，苦参 30 克，蛇床子 30 克，地肤子 30 克，白鲜皮 45 克，全蝎 3 克。

【用法】 上药水煎，去渣，取药液，先用干净布蘸药液洗阴部，再用消毒棉球如核桃大，捆以长线，蘸满药液，于睡前塞入阴道内，次日早晨取出，每日 1 次，10 日为 1 个疗程。月经期间停用。

◎ 方 2

**【组方】** 黄连 5 克，黄柏 5 克，片姜黄 5 克，当归 9 克，金银花 15 克。

**【用法】** 焙干研末，用羊毛脂调成膏，以带线消毒棉球蘸药膏，纳入后穹隆部，每日 1 次，7 ～ 10 次为 1 个疗程。

六

滴虫性阴道炎

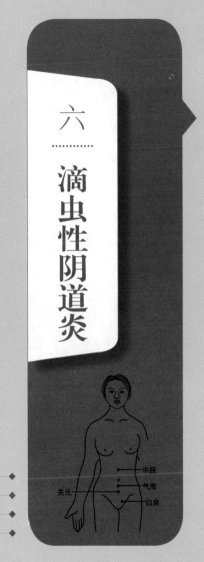

滴虫性阴道炎是由阴道毛滴虫引起，是一种常见的传染性很强的阴道炎。本病属中医"阴痒""带下"范畴。

## 病　因

引起滴虫性阴道炎的原因主要是感染滴虫所致。滴虫呈梨形，后端尖，为白细胞的 2～3 倍大，顶端有鞭毛。滴虫生存力强，脱离人体后，仍能生存数小时。滴虫不仅寄生于阴道，还可侵入尿道或尿道旁腺，甚至膀胱、肾盂及男性的包皮襞、尿道或前列腺中。在妊娠及月经前后，阴道 pH 升高，有利于滴虫的生存繁殖而引起炎症的发作。本病可经过性交等直接传播或通过公共浴室、浴盆、浴巾、游泳池、衣物等途径间接传播。

中医学认为，本病的发生多由于脾肾两虚，水湿运化无权，湿邪内生，蕴而化热，积久生虫或外感虫毒所致。

## 症　状

外阴瘙痒，白带多，呈稀薄的泡沫状白带，有臭味。瘙痒部位主要为阴道口及外阴，间或有灼热、疼痛、性交痛等。若尿道口有感染，可有尿频、尿痛，有时可见血尿。也有少数患者为无症状的带虫者。

阴道黏膜充血，严重者有散在的出血斑点，后穹隆有多量白带，呈灰白或黄白色稀薄液体或为黄绿色脓性分泌液，常呈泡沫状。带虫者可无异常发现。

# 预　防

由于滴虫对变化的环境适应力比较强，在不同浓度的肥皂水中亦具有相当强的抵抗力，容易被传播。因此，做好卫生预防工作显得尤为重要。应注意以下几点：

（1）对滴虫性阴道炎的易感人群，如在工厂、学校等过集体生活的女性，单位应集中女性定期进行卫生健康检查，力求早期发现、早期治疗，积极消灭传染源。

（2）对于滴虫患者使用的各种物品，如床单、被褥、衣裤、浴具、器械、敷料等严格消毒，防止交叉感染。禁止滴虫患者到游泳池、公共浴池等地活动，避免传染他人。切断滴虫性阴道炎的传播途径。

（3）注意搞好个人卫生，被褥经常晒洗，内衣裤勤换洗，提倡淋浴，坐式便器要及时清洗消毒，不使用公共浴盆、浴巾等浴具。大便、小便后洗手，以免感染滴虫。

# 调　养

## 中药方剂

### ◎ 龙胆泻肝汤加减

【材料】　龙胆草 20 克，柴胡 15 克，栀子 15 克，黄芩 15 克，生地黄 20 克，泽泻 15 克，木通 15 克，车前子 15 克，当归 15 克，甘草 10 克。

【制法】　将上药水煎。

【用法】　每日 1 剂，早、晚分服。

【功效】　清肝利湿，杀虫止痒。适用于肝经湿热引起的滴虫性阴道炎。

### ◎ 知母降火汤

【材料】　知母 10 克，黄柏 10 克，牡丹皮 12 克，泽泻 15 克，山茱萸 12 克，山药 15 克，茯苓 15 克，生地黄 20 克。

【制法】将上药加清水早、晚各煎煮 1 次，取汁。

【用法】每日 1 剂。早、晚各 1 次，温热口服。

【功效】滋阴降火。适用于肝肾阴虚型滴虫性阴道炎。

◎ 龙胆草栀子汤

【材料】龙胆草 6 克，栀子 9 克，牡丹皮 9 克，柴胡 6 克，车前子 9 克（包煎），泽泻 9 克，黄芩 9 克，木通 9 克，茵陈 15 克。

【制法】将上药加清水早、晚各煎煮 1 次，取汁。

【用法】每日 1 剂。早、晚各 1 次，温热口服。

【功效】泻肝清热，杀虫止痒。适用于肝经郁热型滴虫性阴道炎。

◎ 萆薢黄柏汤

【材料】萆薢 12 克，黄柏 9 克，薏苡仁 9 克，赤茯苓 12 克，牡丹皮 9 克，泽泻 9 克，木通 9 克，苍术 9 克，白术 9 克，地肤子 9 克。

【制法】将上药加清水早、晚各煎煮 1 次，取汁。

【用法】每日 1 剂。早、晚各 1 次，温热口服。

【功效】健脾清热，利湿止痒。适用于脾虚湿热型滴虫性阴道炎。

◎ 萆薢渗湿汤加减

【材料】萆薢 15 克，薏苡仁 15 克，黄柏 15 克，赤茯苓 15 克，牡丹皮 20 克，泽泻 15 克，通草 15 克，滑石 20 克，苦参 20 克，白头翁 20 克。

【制法】将上药水煎。

【用法】每日 1 剂，早、晚分服。

【功效】清热利湿，杀虫止痒。适用于滴虫性阴道炎。

◎ 二术薏仁汤

【材料】苍术 15 克，白术 15 克，薏苡仁 15 克，茯苓 15 克，白鲜皮 12 克，苦参 12 克，百部 12 克，甘草 6 克。

【制法】 将上药加水煎煮 2 次，药液混合均匀。

【用法】 每日 1 剂，分 2 次服用。

【功效】 健脾利湿止带。适用于湿浊下注型滴虫性阴道炎。

## ◎ 龙胆草黄芩地黄汤

【材料】 龙胆草 15 克，黄芩 12 克，生地黄 12 克，苦参 12 克，车前子 10 克（包煎），木通 10 克，柴胡 10 克，当归 10 克，栀子 10 克，泽泻 10 克，生甘草 6 克。

【制法】 将上药加水煎煮 2 次，药液混合均匀。

【用法】 每日 1 剂，分 2 次服用。

【功效】 泻肝清热除湿。适用于肝经湿热型滴虫性阴道炎。

## ◎ 萆薢百部苦参汤

【材料】 萆薢 15 克，百部 15 克，苦参 15 克，野菊花 15 克，土茯苓 15 克，黄柏 12 克，赤芍 12 克，牡丹皮 12 克，贯众 12 克，滑石 10 克（包煎），生甘草 6 克。

【制法】 将上药加水煎煮 2 次，药液混合均匀。

【用法】 每日 1 剂，分 2 次服用。

【功效】 清热解毒。适用于湿毒型滴虫性阴道炎。

药茶

## ◎ 扁豆怀山药茶

【材料】 扁豆 50 克，怀山药 15 克。

【制法】 将扁豆放入沸水中浸泡，去皮，再加入怀山药，加水共煮烂，然后调入红糖适量，食用。

【用法】 每日 1 次，5 ~ 7 日为 1 个疗程。

【功效】 健脾利湿。适用于滴虫性阴道炎属于脾虚湿浊下注，症见白带多，伴神疲乏力，不思饮食者。

## ◎ 鸡冠花藕汁茶

【材料】 鲜鸡冠花 500 克，鲜藕汁 500 克，白糖 500 克。

【制法】 将鸡冠花洗净，加水适量，煎煮，每 20 分钟取煎液 1 次，加水再煎，共煎 3 次。合并煎液，再继续以小火煎煮浓缩；将要干锅时加入鲜藕汁，再加热至稠黏时，停火，待温，拌入干燥的白糖把煎液吸净，混匀，晒干，压碎，装瓶备用。每日 10 克，以沸水冲化。

【用法】 顿服（1 次服完），每日 3 次。

【功效】 清热解毒，止带。适用于滴虫性阴道炎。

## ◎ 乌梅秦皮茶

【材料】 秦皮 12 克，乌梅 30 克，白糖适量。

【制法】 将秦皮、乌梅加适量水煎煮，去渣取汁，临服用时加白糖。

【用法】 每日 1 剂，早、晚空腹服用，连服 5 日。

【功效】 清热利湿杀虫。适用于滴虫性阴道炎。

## ◎ 金樱白果饮

【材料】 金樱子 20 克，白果 20 克，鸡冠花 30 克，冰糖 20 克。

【制法】 将金樱子、白果、鸡冠花加水煎煮，去渣，加入冰糖，待其溶解后即可。

【用法】 微温饮服。每日 1 剂，3 ～ 5 日为 1 个疗程。

【功效】 清热利湿。适用于湿热下注型滴虫性阴道炎。

## ◎ 白槿马齿苋茶

【材料】 鲜白槿花 20 克，鲜马齿苋 30 克。

【制法】 将上两味洗净，水煎，去渣取汁。

【用法】 每日 1 剂，代茶饮用。

【功效】 清热利湿。适用于湿热下注型滴虫性阴道炎。

药粥

◎ 糯稻叶粥

【材料】 糯稻叶 50 克，粳米 100 克。

【制法】 将糯稻叶水煎，去渣，再加入粳米，煮成粥。

【用法】 空腹食用。每日 1 次。5 ～ 7 日为 1 个疗程。

【功效】 健脾利湿。适用于滴虫性阴道炎属于脾虚湿浊下注，症见白带多，饮食减少者。

◎ 知母粥

【材料】 知母 20 克，粳米 50 克。

【制法】 将知母加水 200 毫升，煮取浓汁约 100 毫升，加入淘洗干净的粳米，再加水 500 毫升，同煮为稀粥。

【用法】 每日温服 2 次。

【功效】 滋阴降火。适用于肝肾阴虚型滴虫性阴道炎。

◎ 薏仁泽泻粥

【材料】 泽泻 10 克，薏苡仁 30 克，粳米 50 克。

【制法】 将泽泻研细粉。薏苡仁 30 克，粳米 50 克，同入砂锅，加水 500 毫升，待煮至米开花后，调入泽泻粉，小火煮沸即成。

【用法】 每日 2 次温服。

【功效】 清热利湿杀虫。适用于湿热下注型滴虫性阴道炎。

◎ 槐花双仁粥

【材料】 槐花 9 克，薏苡仁 30 克，冬瓜仁 20 克，粳米 60 克。

【制法】 将槐花、冬瓜仁水煎，取汁去渣，再加入粳米、薏苡仁共煮成粥即可食用。

【用法】 代餐服，每日 1 次，5 日为 1 个疗程。

【功效】 清热利湿健脾。适用于滴虫性阴道炎属于脾虚湿浊下注者。

## 药汤

### ◎ 百部乌梅汤

【材料】 百部 15 克,乌梅 30 克,白糖适量。

【制法】 将百部、乌梅加适量清水煎煮,煎好后去渣取汁,加入白糖煮沸。

【用法】 趁热服,分 2 ~ 3 次服完,每日 1 剂,连用 3 ~ 5 日。

【功效】 清热利湿杀虫。适用于湿热型滴虫性阴道炎。

### ◎ 鸡冠花鸡蛋汤

【材料】 鸡冠花 30 克,鸡蛋 2 只。

【制法】 将鸡冠花洗净;鸡蛋煮熟,去壳。把全部用料放至锅内,加清水适量,大火煮沸后,小火煲约 1 小时,调味。

【用法】 佐餐食用。

【功效】 祛湿止带。适用于滴虫性阴道炎。

## 保健菜肴

### ◎ 鸡冠花烩蚌肉

【材料】 鸡冠花 30 克,鲜蚌肉 10 克。

【制法】 将鸡冠花放入锅内,加清水炖煮,15 分钟后,加入鲜蚌肉煮熟,再加入食盐等调料,即可食用。

【用法】 佐餐服用,每日 1 次,3 ~ 5 日为 1 个疗程。

【功效】 清热利湿。适用于滴虫性阴道炎。

### ◎ 昆布萝卜炖肚皮

【材料】 昆布 150 克,青头白萝卜 1000 克,猪肚皮肉 250 克,花椒 25 粒,食盐适量。

【制法】 将青头白萝卜、猪肚皮肉洗净切块,与昆布、花椒、食盐同放入砂锅内，加水适量，文火炖至萝卜、猪肚皮肉熟烂即可。

【用法】每日1次，3～5日为1个疗程。

【功效】清热利湿散结。适用于滴虫性阴道炎属于湿热下注者。

## ◎ 墨鱼炖瘦肉

【材料】鲜墨鱼2只，猪瘦肉250克。

【制法】将鲜墨鱼洗净，同猪瘦肉一起炖熟，加入食盐调味，饮汤食鱼和肉。

【用法】每日1次，5～7日为1个疗程。

【功效】健脾利湿。适用于滴虫性阴道炎属于脾虚湿浊下注，症见白带多，伴神疲乏力，腰膝酸软者。

## ◎ 炒猪血

【材料】猪血500克，生姜5克，植物油30克，料酒、食盐适量。

【制法】将猪血切成大块，放入开水中余一下，捞出滤干水分，切成小块，生姜洗净切丝备出。锅内放油，烧热，下猪血及料酒、姜丝、食盐，翻炒均匀即可。

【用法】每日1次，3～5日为1个疗程。

【功效】健脾利湿。适用于滴虫性阴道炎属于脾虚湿浊下注者。

## 熏洗坐浴

## ◎ 方1

【组方】蛇床子10克，苦参10克，百部10克，贯众6克，吴茱萸6克。

【用法】水煎，去渣，先熏，待温度适宜时再冲洗外阴和阴道。每日1次，7日为1个疗程。月经期间停用。

## ◎ 方2

【组方】 蛇床子 30 克，防风 15 克，枯矾 6 克。

【用法】 水煎，去渣，先熏，待温度适宜时再冲洗外阴和阴道。每日 1 次，7 日为 1 个疗程。月经期间停用。

## ◎ 方3

【组方】 狼毒 30 克，苦参 30 克。

【用法】 水煎，去渣，冲洗外阴和阴道。每日 1 次，7 日为 1 个疗程。月经期间停用。

## ◎ 方4

【组方】 鹤虱 30 克，苦参 15 克，威灵仙 15 克，当归 15 克，蛇床子 15 克，狼毒 15 克，薄荷 3 克。

【用法】 水煎，去渣，先熏，待温度适宜时再冲洗外阴和阴道。每日 1 次，10 日为 1 个疗程。注意：外阴溃疡者忌用。月经期间停用。

## ◎ 方5

【组方】 百部 50 克，野菊花 50 克，黄柏 12 克，土槿皮 12 克，韭菜 20 根。

【用法】 水煎，去渣，先熏，待温度适宜时再冲洗外阴和阴道。每日 1 次，7 日为 1 个疗程。月经期间停用。

## ◎ 方6

【组方】 龙胆草 30 克，雄黄 30 克，苦参 30 克，蛇床子 30 克，明矾 30 克。

【用法】 水煎，去渣，先熏，待温度适宜时再冲洗外阴和阴道。每日 1 次，7 日为 1 个疗程。月经期间停用。

## ◎ 方7

【组方】五倍子 12 克，石榴皮 12 克，白鲜皮 12 克，蛇床子 30 克，龙胆草 30 克，枯矾 10 克，冰片 1 克（化入）。

【用法】水煎，去渣，先熏，待温度适宜时再冲洗外阴和阴道。每日 1 次，7 日为 1 个疗程。月经期间停用。

## ◎ 方8

【组方】蛇床子 30 克，五倍子 10 克，枯矾 10 克，苦参 15 克，风眼草 15 克，花椒 10 克。

【用法】水煎，去渣，先熏，待温度适宜时再冲洗外阴和阴道。每日 1 次，7 日为 1 个疗程。月经期间停用。

## ◎ 方9

【组方】蛇床子 30 克，苦参 30 克，五倍子 15 克，仙鹤草 15 克，黄柏 15 克，土茯苓 15 克，乌梅 1 枚，冰片 3 克（化入）。

【用法】水煎，去渣，先熏，待温度适宜时再冲洗外阴和阴道。每日 1 次，10 日为 1 个疗程。月经期间停用。

## ◎ 方10

【组方】百部 20 克，蛇床子 20 克，金银花 15 克，枯矾 15 克，苦楝根皮 15 克，花椒 15 克。

【用法】水煎，去渣，先熏，待温度适宜时再冲洗外阴和阴道。每日 1 次，7 日为 1 个疗程。月经期间停用。

## ◎ 方11

【组方】迎春花叶 15 克，苦参 15 克。

【用法】水煎取汁待温冲洗阴道，每日 1 ～ 2 次，每次 10 ～ 15 分钟。

## ◎ 方 12

【组方】 新鲜艾叶 250 克，生姜 150 克。

【用法】 上两味分别洗净切碎，加水浓煎去渣，温洗患部，每日 1 次，每次 20 ～ 30 分钟。

## ◎ 方 13

【组方】 苍术 15 克，百部 15 克，蛇床子 15 克，黄柏 15 克，苦参 15 克，连翘 15 克，荆芥 10 克，枯矾 5 克，土槿皮 15 克。

【用法】 上方煎汤滤汁，冲洗阴道，每日 2 次，6 日为 1 个疗程。

## ◎ 方 14

【组方】 金银花藤 100 克，蛇床子 100 克，大黄 25 克，乌梅 25 克，诃子 25 克，甘草 25 克。

【用法】 上药用纱布包好，水煎去渣，1 剂煎 2 ～ 3 小盆，每次 1 小盆坐浴，且洗阴道内。每日 1 次，7 日为 1 个疗程，一般可连用 2 个疗程。

## ◎ 方 15

【组方】 黄柏 10 克，苦参 10 克，百部 10 克，蛇床子 30 克。

【用法】 上方煎汤，滤汁，再加入白酒约 15 毫升。将药液趁热倒入盆中，先熏后洗 15 ～ 30 分钟，每日 1 次，每剂用 2 次，10 日为 1 个疗程。

## ◎ 方 16

【组方】 蛇床子 30 克，苦参 15 克，白头翁 15 克，仙鹤草 15 克，乌梅 10 克。

【用法】 上药加水 2500 毫升，煎至 2000 毫升；每剂煎煮 2 次，滤汁，合并滤液备用。每次取药液约 2000 毫升，煎沸，先熏外阴 5 ～ 10 分钟，之后可用消毒过的纱布蘸药液洗涤外阴、阴道 10 ～ 15 分钟。每日 1 剂，每剂洗 2 次，7 ～ 10 日为 1 个疗程。

## 方 17

【组方】花椒 6 克，艾叶 15 克，食盐少许。

【用法】上药水煎，外洗，每日 1 次，3 ～ 5 日为 1 个疗程。

## 方 18

【组方】苦参 50 克，龙胆草 50 克。

【用法】上药水煎，外洗，每日 1 次，7 ～ 10 日为 1 个疗程。

## 方 19

【组方】樱桃树叶 50 克。

【用法】上药水煎，外洗、坐浴，每日 1 次，10 日为 1 个疗程。

## 方 20

【组方】鲜桃树叶 50 克。

【用法】上药水煎，外洗、坐浴，每日 1 次，10 日为 1 个疗程。

## 方 21

【组方】木芙蓉花叶 1 千克。

【用法】木芙蓉花叶加水煎至 1000 毫升，去渣，冷却后装瓶备用。先用 1% 高锰酸钾溶液坐浴，继而用本液擦洗。每日 1 次，5 ～ 7 日为 1 个疗程。


## 搽药

## 方 1

【组方】食醋适量。

【用法】用食醋加冷开水配成 1% 溶液，用消毒棉签涂搽阴道。每日 1 次，3 ～ 5 日为 1 个疗程。

## ◎ 方 2

【组方】 苦参、黄连、黄柏、百部、苍术各等份。

【用法】 将上药研细末，置瓶中备用，冲洗阴道后，用小棉球蘸适量药粉涂于阴道后穹隆及两侧壁，每日 1 次，7 次为 1 个疗程。

## 坐药

### ◎ 方 1

【组方】 苦参 70 克，鲜桃树叶 50 克，鲜柳树叶 50 克，贯众 50 克，蛇床子 100 克。

【用法】 将上药加水 500 毫升煎煮 2 次，过滤去渣，再浓缩至 80 毫升。做 14 个大棉球用线扎紧，并留线头 10 ～ 15 厘米，经高压消毒后浸入浓缩液中泡吸即成灭滴栓。每晚睡前阴道内给药，次日晨取出，连续 14 日为 1 个疗程。

### ◎ 方 2

【组方】 大黄 150 克，百部 50 克，蛇床子 50 克，枯矾 15 克，冰片 5 克。

【用法】 将上药加水 500 毫升，文火煎至 200 毫升后去渣过滤，凉后入冰片，装入无菌瓶内。将预先消毒好的带尾线球浸泡于药液内，每晚临睡前将一颗棉纱球塞入阴道深处，线头留外，次日晨取出。每次 1 个，每日 1 次，5 次为 1 个疗程。

### ◎ 方 3

【组方】 桃仁适量。

【用法】 将桃仁捣碎为膏状，纱布包，塞入阴道。每日换 1 次，连续数次。本方能够解毒杀虫，适用于滴虫性阴道炎。

### ◎ 方 4

【组方】 芦荟 6 克，蛇床子 15 克，黄柏 15 克。

【用法】 将上三味煎水。用时先用棉花洗净阴部,后用线扎棉球蘸药水塞入阴道内,患者仰卧,连用3晚,每晚1次。本方能够消炎、杀菌、杀虫,适用于滴虫性阴道炎。

**按摩**

◎ 方1

【取穴】 肾俞、腰眼、命门。

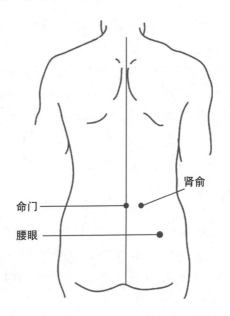

命门
腰眼
肾俞

【操作方法】 取坐位,以手掐腰,拇指在前,其余各指放于椎骨处,由上向下推摩,反复进行。骶部出现灼热感后,再用双手同时按揉肾俞、腰眼、命门及腰骶不适部位,每处按揉 1 ～ 2 分钟,最后再推摩腰骶部数次结束。

◎ 方2

【取穴】 气海、脾俞、关元、肾俞、带脉。

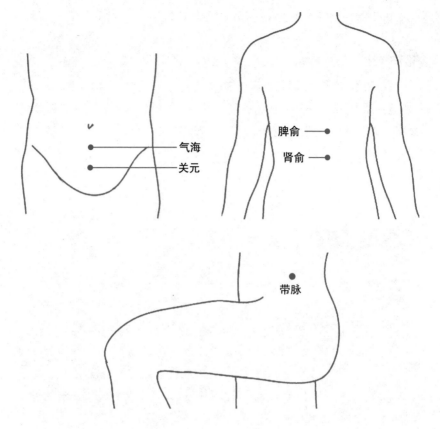

气海
关元
脾俞
肾俞
带脉

**【操作方法】**

（1）**揉小腹**　取仰卧位，以右手大、小鱼际置于脐下气海，做轻柔缓和的回旋揉动；或呈环行顺时针揉压移动，将整个下腹部揉摩 5 ~ 10遍。每日 1 次，7 日为 1 个疗程。

（2）**按脾俞、关元**　用拇指或食指指端按揉脾俞、关元；再揉按肾俞、带脉等。每穴各按揉 1 分钟。每日 1 次，7 日为 1 个疗程。

康复锻炼

◎ **双腿下蹲活动**

站立在平地上，两腿分开交叉站稳，下蹲时臀部尽量往下，然后站起来再下蹲，反复操作 30 次，10 日为 1 个疗程。

**敷贴**

【组方】 苦参 50 克，蛇床子 50 克。

【用法】 将上药加工成粉，混合备用。阴道冲洗后，将 2 克粉剂均匀撒入阴道壁。每日 1 次，7 次为 1 个疗程。

♥ 爱心小贴士

### 如何防止滴虫性阴道炎反复感染？

（1）滴虫性阴道炎患者治疗期间应每日换洗内衣裤，其换下的内衣裤及洗涤用毛巾要煮沸消毒10分钟，洗净晾干后再用，避免重复感染。

（2）滴虫性阴道炎患者的丈夫或性伴侣也应做检查，如有滴虫要同时治疗。

（3）滴虫性阴道炎患者治疗期间要保持外阴清洁，每日清洗1～2次；应避免性生活，在疾病未治愈以前行房事应采用避孕套。

（4）本病易于月经期间、产后或流产后复发，故患者在每1个疗程后均应进行复查；阴性者仍然应该继续治疗1个疗程，连续3个月检查阴性者方为治愈。

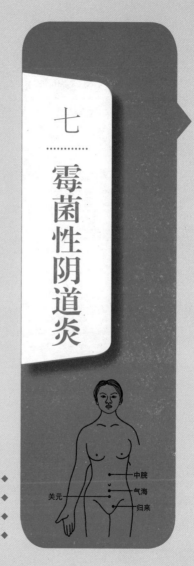

七

霉菌性阴道炎

病因
症状
预防
调养

中脘
关元
气海
归来

霉菌又称真菌，霉菌性阴道炎是由白色念珠菌或酵母菌引起的阴道炎症。霉菌性阴道炎患者中80%～90%是感染白色念珠菌，10%～20%的患者则是感染其他念珠菌及球拟酵母菌。因为该病最常见的为白色念珠菌感染，所以又称之为念珠菌性阴道炎。本病发病率较高，仅次于滴虫性阴道炎，是妇科常见病。

## 病　因

　　本病多见于孕妇、糖尿病患者、长期接受雌激素治疗或长期应用广谱抗生素、肾上腺皮质激素者，以及严重传染性疾病、慢性消耗性疾病患者和复合维生素 B 缺乏者。因为妊娠期、糖尿病、雌激素增加可使阴道上皮糖原增多，酸性增强；长期使用广谱抗生素可导致菌群失调；长期使用皮质激素可使免疫功能降低；严重传染性疾病、慢性消耗性疾病和复合维生素 B 缺乏等均为念珠菌的生长繁殖创造了有利条件，使该菌得以繁殖而引起阴道炎症。

　　霉菌性阴道炎属于性传播疾病之一，其感染途径主要有以下几方面：① 通过性交直接感染，而且男性霉菌携带者往往无症状表现。② 间接感染，如通过接触患者的衣物，以及被污染的游泳池、浴池、浴具、坐式便器、医疗器械等感染本病。③ 存在于自身口腔、肠道及阴道黏膜的念珠菌可以互相感染。④新生儿念珠菌病为患病母亲通过阴道传染而引起。本病也可通过宫内感染，宫内感染后可发生早产，造成宫内生长迟缓或低体重儿。妊娠期使用皮质类固醇激素，可使新生儿患病增加。

　　中医学认为，本病的发生常因脾虚不运，湿浊内生，下注会阴，郁久化热生虫；或外感湿热之邪，循经下注，侵蚀阴中所致。

## 症　状

（1）外阴奇痒灼痛，甚则坐卧不安，痛苦异常，严重者波及肛周，可伴尿频、尿急、性交痛等尿道刺激症状。

（2）白带增多，在急性期表现尤为明显，典型的白带色白黏稠，呈豆腐渣样或凝乳状。有时白带稀薄，夹有白色块状物；有时白带呈脓样带血丝；少数患者白带可无明显异常。

（3）患者可并发滴虫性阴道炎，亦可并发肠道念珠菌感染。因为患者阴道酸碱度的改变与分泌物增多，还可妨碍精子的成活而造成不孕。

## 预　防

（1）平日养成良好的生活习惯，内衣内裤勤换洗，不穿尼龙等不利于吸汗透气的材料做成的内衣内裤，保持外阴清洁干燥。提倡淋浴，不与他人共用浴盆、浴巾。不使用公用坐式便器。

（2）患病期间用过的衣物、被褥、床单、浴巾等物品，以及患病部位接触过的敷料、器皿、器械均应煮沸消毒，严格处理，防止交叉感染。

（3）只要一方确诊患有本病，夫妻双方都要到医院检查治疗。

（4）谨慎使用抗生素和激素类药物，使用时注意其必要性和合理性，并根据病情变化及时调整或停用，避免造成菌群失调与患者免疫功能的下降，减少有利于念珠菌生长繁殖的条件。

（5）积极治疗潜在性疾病，如糖尿病、传染性疾病及其他消耗性疾病等，应加以重视并及时给予有效治疗，从而减少有利于念珠菌生长繁殖的机会。

（6）不要经常冲洗阴道，这样易破坏阴道内环境，引起菌群失调。

（7）尽量保持开朗心情，因为心理原因也会降低身体免疫力，使念珠菌乘虚而入。

# 调　养

中药方剂

◎ 萆薢祛湿汤

【材料】 萆薢 12 克，黄柏 9 克，赤茯苓 12 克，土茯苓 12 克，苍术 9 克，白术 9 克，车前子 9 克（包煎），通草 9 克，苦参 9 克。

【制法】 将上药加清水早、晚各煎煮 1 次，取汁。

【用法】 每日 1 剂。早、晚各 1 次，温热口服。

【功效】 清热解毒，燥湿止痒。适用于脾虚湿热型霉菌性阴道炎。

◎ 止带汤加减

【材料】 茯苓 20 克，猪苓 20 克，黄柏 15 克，栀子 15 克，山药 15 克，茵陈 20 克，牛膝 15 克，牡丹皮 15 克，苍术 15 克，车前子 15 克。

【制法】 将上药水煎。

【用法】 每日 1 剂，早、晚分服。

【功效】 清热，利湿，止带。适用于湿热下注型霉菌性阴道炎。

◎ 完带汤加减

【材料】 陈皮 15 克，白术 15 克，苍术 15 克，柴胡 15 克，荆芥 15 克，车前子 15 克，人参 10 克，山药 15 克，白芍 20 克，甘草 5 克。

【制法】 将上药水煎。

【用法】 每日 1 剂，早、晚分服。

【功效】 健脾利湿。适用于脾虚湿困引起的霉菌性阴道炎。

## 药茶

### ◎ 椿根白皮茶

【材料】椿根白皮 30 克，白糖或蜂蜜 30 克。

【制法】将上两味洗净，水煎，去渣取汁，加入白糖或蜂蜜。

【用法】代茶饮用，每日 1 剂，5 日为 1 个疗程。

【功效】清热利湿。适用于霉菌性阴道炎属于湿热下注者。

### ◎ 苦参百部饮

【材料】苦参 15 克，百部 15 克，大蒜 10 瓣，白糖适量。

【制法】将上三味加水同煎，去渣取汁，加入白糖调服。

【用法】每日 2 次，连服 3 ~ 7 日为 1 个疗程。

【功效】除湿解毒杀虫。适用于霉菌性阴道炎。

### ◎ 贯众苦参茶

【材料】苦参 15 克，贯众 15 克，白糖适量。

【制法】将苦参、贯众加水煎煮，去渣取汁，服用时加入白糖。

【用法】每日 2 次，连服 5 ~ 10 日为 1 个疗程。

【功效】解毒利湿，杀虫止痒。适用于霉菌性阴道炎。

### ◎ 扁豆花椿白皮茶

【材料】扁豆花 9 克，椿白皮 12 克。

【制法】将上两味用纱布包好，加水 200 毫升，煎取 150 毫升，服用。

【用法】代茶饮。

【功效】清热利湿。适用于霉菌性阴道炎。

### ◎ 地肤子枣茶

【材料】地肤子 30 克，红枣 5 枚。

【制法】 将上两味水煎。

【用法】 每日 2 次，代茶饮。

【功效】 补气健脾，利湿止带。适用于霉菌性阴道炎。

◎ 白扁豆茶

【材料】 白扁豆 60 克，白糖适量。

【制法】 将白扁豆洗净，水煎至白扁豆熟烂，取汁加入白糖。

【用法】 代茶饮用，并吃白扁豆。每日 1 剂，5 日为 1 个疗程。

【功效】 健脾利湿。适用于霉菌性阴道炎属于脾虚湿浊壅盛者。

药粥

◎ 茵陈粥

【材料】 茵陈 30 克，粳米 50 克，冰糖少许。

【制法】 将茵陈以适量水煮取汁液，去渣，入粳米煮粥，食用时调入冰糖即成。

【用法】 佐餐服，每日服 2 ~ 3 次，7 ~ 10 日为 1 个疗程。

【功效】 清利肝胆湿热。适用于霉菌性阴道炎。

◎ 扁豆粥

【材料】 白扁豆（干者）20 克，粳米 50 克，红糖适量。

【制法】 将白扁豆用温水浸泡 1 夜，加入淘洗干净的粳米，再加水500 毫升，小火煮成稠粥，停火焖 5 ~ 7 分钟，调入红糖即成。

【用法】 每日 2 ~ 3 次温服。

【功效】 解毒止痒。适用于霉菌性阴道炎。

◎ 车前子粥

【材料】 车前子 15 克，粳米 50 克。

【制法】 将车前子布包入砂锅，加水 200 毫升，煎取 100 毫升，去车前子，加入淘洗干净的粳米，再加水 400 毫升，煮为稀粥。

【用法】每日 2 ～ 3 次温服。

【功效】解毒止痒。适用于霉菌性阴道炎。

## 药汤

### ◎ 淡菜芡实墨鱼汤

【材料】淡菜 100 克，墨鱼（干品）50 克，猪瘦肉 100 克，芡实 20 克。

【制法】将淡菜、墨鱼分别用清水浸软、洗净，连其内壳切成 3 ～ 4 段；芡实洗净；猪瘦肉洗净。把全部用料一起放入砂锅，加清水适量，大火煮沸后，小火煮 2 小时，调味即成。

【用法】随量饮用。

【功效】滋阴清热，收敛止带。适用于霉菌性阴道炎。

### ◎ 龟苓汤

【材料】乌龟 1 只，猪瘦肉 100 克，鲜土茯苓 50 克。

【制法】将鲜土茯苓刮皮，清水洗净，切片；乌龟用沸水烫死，去壳、内脏，洗净，斩小块；猪瘦肉洗净。把全部用料一起放入砂锅，加清水适量，大火煮沸后，小火煮 3 小时，调味即成。

【用法】随量饮用，多食无妨。每日 1 次，连食 5 ～ 7 日为 1 个疗程。

【功效】滋阴解毒，利湿止带。适用于霉菌性阴道炎。

### ◎ 马鞭草猪肚汤

【材料】马鞭草 30 克，猪肚 60 ～ 100 克。

【制法】将马鞭草洗净后，切成小段；猪肚切片。将水煮沸，把猪肚、马鞭草倒入煮沸，去渣取汁。

【用法】每日 1 次。

【功效】 解毒杀虫，清热利湿。适用于霉菌性阴道炎。

◎ 海带绿豆汤

【材料】 海带 300 克（切碎），绿豆 20 克，白糖适量。

【制法】 将上两味加水共煮汤服食。

【用法】 佐餐服用，每日 1 次，连服 10 日。

【功效】 清热解毒利尿。适用于霉菌性阴道炎。

◎ 车前膀胱汤

【材料】 车前子 20 克，或鲜车前草 50 克，猪膀胱 1 个。

【制法】 将车前子用纱布包好扎口，放于洗净的猪膀胱内，放入沙锅内，加水适量，煎 1 小时，去渣。

【用法】 饮汤食肉。每日 1 次，5 日为 1 个疗程。

【功效】 清热利湿。适用于霉菌性阴道炎属于湿热下注者。

保健菜肴

◎ 绿豆炖大肠

【材料】 猪大肠 500 克，绿豆 20 克，败酱草 10 克。

【制法】 将绿豆煮 20 分钟，放入大肠内，两端扎紧，然后与败酱草共煮熟，加调味品食用。

【用法】 佐餐食用。

【功效】 清热解毒，固涩止带。适用于霉菌性阴道炎。

◎ 凉拌鲜藕

【材料】 绿豆 20 克，鲜藕 300 克，鲜薄荷叶 3 片。

【制法】 将鲜藕洗净去皮，绿豆用水泡软后，装入藕孔，蒸熟切片，鲜薄荷叶切碎，撒于其上，调味后，凉拌食用。

【用法】 佐餐食用。

【功效】 清热止带。适用于霉菌性阴道炎。

## 熏洗坐浴

### ◎ 方1

【组方】 蒲公英15克，黄柏15克，苦参15克，生大黄15克，白鲜皮15克，生黄精30克，川椒12克。

【用法】 将药倒入中等陶瓷盆内，加冷水半盆，煎30分钟，趁热熏蒸外阴，待药温稍烫手时，把药液倒入另一干净水盆或碗中，用少量纱布缠食指上，蘸药水洗外阴、阴道。每晚熏洗1次。次日在药渣中再兑水至半盆，熬开后继续如上法使用。每剂连用3日。同时加服中成药分清五淋丸，每袋分3次服用，日服2次，白开水送下。

### ◎ 方2

【组方】 苦参30克，土茯苓30克，蛇床子30克，生百部30克，白鲜皮15克，地肤子15克，土槿皮15克，花椒10克，龙胆草9克，明矾9克。

【用法】 诸药加清水2000毫升，水开后，继续煎煮20～30分钟，将药液倒入盆内，待水温稍烫时，用消毒纱布或棉球蘸药液擦洗外阴、阴道。每日早、晚各1次，每日1剂。10日为1个疗程。

### ◎ 方3

【组方】 苦参30克，鹤虱30克，黄柏30克，硼砂5克，冰片5克（后下）。

【用法】 诸药加清水适量，水开后，继续煎煮10～15分钟，将药液倒入盆内，趁热先熏后洗阴部。每次熏洗30分钟，每日早、晚各1次。

### ◎ 方4

【组方】 苦参60克，蛇床子30克，黄柏30克，薏苡仁15克，苍术 15 克。

【用法】 以上诸药加水 3000 毫升，煎煮 1 小时，滤汁去渣后，药温时洗浴阴道及外阴周围，每日 2 ～ 3 次，7 日为 1 个疗程，连续用 3 个疗程。

◎ 方 5

【组方】 黄柏 30 克，蛇床子 30 克，百部 20 克，土槿皮 15 克，地肤子 20 克，明矾 10 克，白鲜皮 15 克，冰片 1.5 克。

【用法】 水煎，去渣，外洗阴部，或坐浴。每日 1 次，10 日为 1 个疗程。月经期间停用。

◎ 方 6

【组方】 地骨皮 9 克，苦参 9 克，蛇床子 15 克，花椒 6 克，明矾 6 克。

【用法】 水煎，去渣，先熏，待温度适宜时再冲洗外阴及阴道。每日 1 次，10 日为 1 个疗程。月经期间停用。

◎ 方 7

【组方】 野菊花 15 克，黄柏 15 克，金银花 15 克，连翘 15 克，板蓝根 30 克。

【用法】 水煎，去渣，先熏，待温度适宜时坐浴。每日 1 次，10 日为 1 个疗程。月经期间停用。

◎ 方 8

【组方】 寻骨风 15 克，黄柏 15 克，蛇床子 15 克，土茯苓 30 克，苦参 30 克，明矾 9 克，雄黄 9 克。

【用法】 水煎，去渣，先熏，待温度适宜时再冲洗外阴及阴道。每日 1 次，10 日为 1 个疗程。月经期间停用。

## ◎ 方 9

【组方】苍术15克，土大黄15克，百部15克，苦参15克，蛇床子15克，花椒10克，艾叶10克，食盐10克，冰片1克。

【用法】将苍术、土大黄、百部、苦参、蛇床子、艾叶、花椒加水先煎，去渣，再加入食盐、冰片。先熏，待温度适宜时再冲洗外阴及阴道。每日1次，10日为1个疗程。月经期间停用。

## ◎ 方 10

【组方】龙胆草20克，苦参30克，蛇床子30克，木槿皮15克，百部15克，黄柏15克，地肤子15克，花椒15克。

【用法】将上药加水2000～3000毫升，水煎30～45分钟后，取消毒纱布将上药滤去渣取汁，先熏洗，待温度适宜时再冲洗外阴及阴道。每日1次，10日为1个疗程。月经期间停用。

## ◎ 方 11

【组方】黄柏20克，土槿皮15克，苦参15克，白鲜皮20克，地肤子20克。

【用法】水煎，去渣，先熏，待温度适宜时再冲洗外阴及阴道。每日1次，10日为1个疗程。月经期间停用。

## ◎ 方 12

【组方】土茯苓30克，苦参30克，蛇床子30克，百部30克，地肤子15克，土槿皮15克，白鲜皮15克，花椒10克，龙胆草9克，明矾9克。

【用法】水煎，去渣取浓汁，熏洗后涂搽外阴及阴道。每日1～2次，10日为1个疗程。月经期间停用。

## ◎ 方 13

【组方】虎杖100克。

【用法】水煎，去渣，先洗，然后坐浴。每日 1 次，10 日为 1 个疗程。月经期间停用。

◎ 方 14

【组方】大蒜 30 克。

【用法】水煎，去渣，坐浴或冲洗阴部。每日 1 次，7 日为 1 个疗程。月经期间停用。

◎ 方 15

【组方】五倍子 15 克。

【用法】水煎，去渣，冲洗外阴及阴道。每日 1 次,7 日为 1 个疗程。

◎ 方 16

【组方】黄柏 15 克，苦参 30 克，薄荷 15 克，明矾 15 克，硼砂 15 克。

【用法】煎汤坐浴，每日 2 ~ 3 次。

◎ 方 17

【组方】黄柏 150 克，苦参 150 克，蛇床子 150 克，青椒 150 克。

【用法】将上药加水适量，煎煮 2 次，每次半小时，合并两次煎煮液，滤过，药液浓缩至 1:1。分装于 50 毫升 / 瓶。压盖、灭菌( 105℃ /30 分钟 ) 备用。每次 10 毫升，加入 60℃ ~ 80℃热水中稀释成 300 毫升，熏洗外阴，每日 2 次。

◎ 方 18

【组方】蛇床子 15 克，苦参 15 克，百部 15 克，地肤子 15 克，明矾 10 克。

【用法】将上药加水 2000 毫升，煮沸后再煮 10 ~ 15 分钟，去渣取汁热熏，待汁温热时坐浴，每日 1 剂，每日 1 ~ 2 次。

## 搽药

【组方】蛤粉 10 克，冰片 5 克，雄黄 5 克，香油适量。

【用法】将上药共研细末，香油调之。用棉签蘸药涂于阴道壁上，每日 1 ~ 2 次。解毒止痒。适用于霉菌性阴道炎。

## 坐药

◎ 方 1

【组方】蛇床子 15 克，百部 15 克，黄连 15 克，苦参 15 克，枯矾 15 克。

【用法】将上药经适当提取后，以甘油明胶为基质制成阴道栓剂。每日临睡前放入阴道深处，每日 1 枚，连用 10 日为 1 个疗程。

◎ 方 2

【组方】乌梅粉 30 克，槟榔 30 克，大蒜头 15 克，石榴皮 15 克，川椒 10 克。

【用法】将上药研末装入 0 号胶囊内，塞入阴道，每次 1 粒，每日 1 次，7 日为 1 个疗程。

## 贴脐

【组方】醋制鸡冠花 3 克，酒炒红花 3 克，荷叶 3 克，白术 3 克，车前子 3 克。

【用法】将上药共研细粉，用酒或米汤调花粉敷脐，纱布覆盖，胶布固定，每日换药 1 次。

## 按摩

【取穴】气海、脾俞、气冲、肾俞、三阴交。

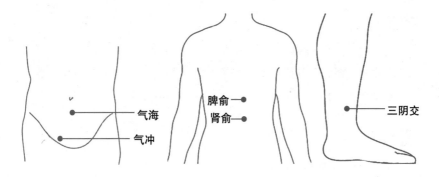

气海
气冲
脾俞
肾俞
三阴交

【操作方法】

（1）揉小腹　取仰卧位，以右手大、小鱼际置于脐下气海穴，做轻柔缓和的回旋揉动；或呈环行顺时针揉压移动，将整个下腹部揉摩5～10遍。每日1次，7日为1个疗程。

（2）按穴位　用拇指或食指指端揉按脾俞、气冲；再揉按肾俞、三阴交。每穴各按揉1分钟。每日1次，7日为1个疗程。

**敷贴**

◎ 方1

【组方】　黄柏9克，青黛3克，雄黄6克，白芷6克，蛤粉6克，枯矾5克，冰片1克。

【用法】　将上药研极细末，用香油调敷于外阴及阴道。每日1～2次，10日为1个疗程。月经期间停用。

◎ 方2

【组方】　蛤粉3克，冰片0.3克。

【用法】　将上药共研细末，用香油调敷于外阴及阴道。每日1～2次，10日为1个疗程。月经期间停用。

◎ 方 3

【组方】 青黛30克，黄连30克，芒硝30克。

【用法】 将上药共研细末，加入少量甘油调匀，敷于外阴及阴道。每日1～2次，10日为1个疗程。月经期间停用。

◎ 方 4

【组方】 冰硼散、甘油各适量。

【用法】 冰硼散，加入少量甘油调匀，敷于外阴及阴道。每日1～2次，10日为1个疗程。月经期间停用。

♥ 爱心小贴士

### 霉菌通常隐藏在何处？

（1）阴道　有68%的女性会患上霉菌性阴道炎，故应保持阴道清洁卫生。

（2）胃肠道　胃肠道菌群一旦失调，很容易变成霉菌滋生的场所。

（3）脏指甲　无孔不入的霉菌经常会入侵指甲缝，造成难看的灰指甲。

（4）皮肤褶皱　皮肤褶皱内可能会有大量的霉菌寄生，所以肥胖者要谨防体癣。

（5）臭脚　脚臭味很重、汗多、经常闷脚的人要注意，你的脚有可能变成霉菌的乐园。

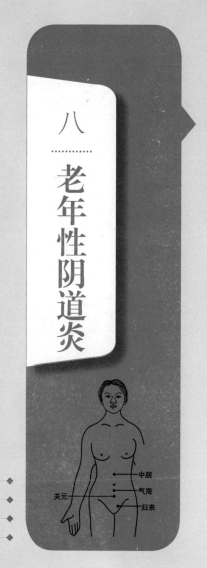

八

老年性阴道炎

病因

症状

预防

调养

中脘

气海

关元

归来

老年性阴道炎是妇女绝经后出现的退行性变化，由于卵巢功能衰退，雌激素水平下降，致阴道黏膜上皮萎缩变薄，细胞内糖原减少而不能产生足够的乳酸以维持阴道正常的酸碱度，局部抵抗力减弱，易受细菌感染而导致阴道炎症的发生。本病不仅发生于老年妇女，是老年妇女的常见病之一，而且类似病理变化也可发生于卵巢功能衰退、手术切除双侧卵巢、人工绝经后及盆腔放射治疗后的中青年妇女，因此又称之为萎缩性阴道炎。

本病属中医"阴痒""带下"之范畴。

# 病　因

一方面，当妇女绝经、人工绝经及手术切除双侧卵巢后，由于卵巢功能减退，体内雌激素水平降低，致使阴道黏膜产生萎缩变薄等变化，阴道上皮细胞糖原含量减少，阴道内 pH 上升，酸度下降，局部防御功能明显减弱，导致阴道菌群发生改变，细菌容易生长繁殖，引起阴道炎症。另一方面，老年性阴道炎的发病原因与免疫功能低下密切相关，老年人由于胸腺萎缩，可导致免疫应答迟缓，免疫功能减退。雌激素等缺乏，也可引起细胞介导的应答下降。总之，一般认为雌激素缺乏和免疫功能下降是导致本病发生的主要原因。

中医学认为，本病的发生由于年过七七或手术损伤冲任，导致肝肾亏损，冲任虚衰，阴虚内热，经脉不固，带脉失约所致。

## 症  状

（1）白带增多，质稀色黄，感染严重时白带可呈脓性，有臭味；阴道黏膜有表浅溃疡时，白带可呈血性或有点状出血。

（2）外阴及阴道瘙痒、灼热、疼痛，性交痛。

（3）如果炎症波及前庭与尿道口周围，可导致尿频、尿急、尿痛等尿道刺激症状，甚至尿失禁。

## 预  防

（1）积极锻炼身体，增强体质，提高机体的抵抗力，有利于减少老年性阴道炎的发生。

（2）生活起居有规律，劳逸结合，注意休息，不要过度劳累，损伤机体健康。

（3）勤换内衣裤，经常清洗外阴，保持阴部清洁，清洗用具应用开水烫洗，以减少细菌感染。

（4）保持乐观情绪，避免紧张、焦虑等不良情绪刺激。

（5）饮食搭配合理，多吃富含蛋白质的食物及新鲜蔬菜，忌食辛辣刺激性食物，忌烟、酒。

## 调  养

中药方剂

◎ 止带方加减

【材料】茯苓 20 克，猪苓 20 克，黄柏 15 克，栀子 15 克，山药 15 克，茵陈 20 克，牛膝 15 克，牡丹皮 15 克，苍术 15 克，车前子 15 克。

【制法】将上药水煎。

【用法】每日 1 剂，早、晚分服。

【功效】清热利湿，止带。适用于湿热下注引起的老年性阴道炎，症见阴部瘙痒，灼热，甚则坐卧不安，带下量多，色黄如水，或如脓血，臭秽难闻，伴胸闷，纳呆，心烦少寐，大便干燥，小便频急、灼痛，舌红，苔黄腻。

## ◎ 知柏地黄汤加减

【材料】茯苓 20 克，熟地黄 20 克，山药 15 克，泽泻 15 克，山茱萸 15 克，牡丹皮 15 克，知母 15 克，黄柏 20 克，野菊花 15 克。

【制法】将上药水煎。

【用法】每日 1 剂，早、晚分服。

【功效】滋补肝肾，清热止带。适用于肝肾阴虚引起的老年性阴道炎，症见阴部瘙痒，夜尤甚，带下量少色黄，或量多色黄如水，或赤白相兼，伴有头晕目眩，腰膝酸软，五心烦热，舌红，少苔。

## ◎ 止带汤

【材料】党参 9 克，白术 9 克，猪苓 9 克，茯苓 9 克，泽泻 9 克，车前子 9 克（包煎），黄柏 9 克，牡丹皮 9 克。

【制法】将上药加清水早、晚各煎煮 1 次，取汁。

【用法】每日 1 剂。早、晚各 1 次，温热口服。

【功效】健脾利湿，清热止痒。适用于脾虚湿热型老年性阴道炎。

## ◎ 生地薏仁汤

【材料】生地黄 15 克，薏苡仁 15 克，山茱萸 15 克，山药 12 克，枸杞子 12 克，茯苓 12 克，泽泻 12 克，当归 9 克，知母 9 克，甘草 5 克。

【制法】将上药水煎。

【用法】每日 1 剂，分 2 ~ 3 次服用。

【功效】健脾祛湿，固涩止带。适用于老年性阴道炎。

# 药茶

## ◎ 参苓萸脾茶

【材料】党参 10 克，茯苓 10 克，山茱萸 10 克，淫羊藿 10 克，干姜 5 克。

【制法】将上药加水共煎，去渣取汁。

【用法】代茶饮用。10 日为 1 个疗程。

【功效】健脾温肾。适用于老年性阴道炎属于脾肾两虚者。

## ◎ 扁豆花茶

【材料】扁豆花 15 克，冰糖 50 克。

【制法】将上两味共煮成汤。

【用法】代茶饮用。每日 1 次，10 日为 1 个疗程。

【功效】健脾利湿。适用于老年性阴道炎属于脾虚湿浊下注者。

## ◎ 鸡冠白果金樱饮

【材料】鸡冠花 30 克，金樱子 15 克，白果 10 个。

【制法】将上三味同入锅。加水适量，武火煮沸后改文火煲 30 分钟～ 1 小时服食。

【用法】每日 1 剂，早、晚分服。

【功效】健脾固肾。适用于脾肾两虚型老年性阴道炎，症见腰酸耳鸣，带下量多、清稀，食欲欠佳，疲倦乏力。

## ◎ 金樱子饮

【材料】金樱子 30 克，猪脬或冰糖适量。

【制法】将金樱子加水煎取汁，与猪脬适量或冰糖适量炖服。

【用法】每日 1 剂，可常服。

【功效】补肾固摄。适用于肾虚失摄型老年性阴道炎，症见带下过多，腰酸耳鸣，四肢不利，夜尿频多。

## 药粥

### ◎ 山茱刀豆粥

【材料】 山茱萸 50 克，刀豆 50 克。

【制法】 将原料洗净。先将刀豆炖至烂熟，再放入山茱萸，稍炖 5 分钟即可。

【用法】 每日佐餐食用。

【功效】 补益肝肾，收敛固脱。适用于肝肾不足型老年性阴道炎。

### ◎ 茯苓扁豆粥

【材料】 茯苓 20 克，白扁豆 15 克，大枣 10 枚，粳米 50 克。

【制法】 将茯苓研为细末，大枣去核备用。将白扁豆、大枣、粳米加清水适量煮粥，待沸后调入茯苓粉，煮至粥熟服食。

【用法】 每日 1 次。

【功效】 益气、健脾、渗湿。适用于脾虚湿热型老年性阴道炎。

### ◎ 车前草粥

【材料】 车前草 50 克，粳米 50 克。

【制法】 将车前草用清水洗净，用刀切碎，放入锅内。注入适量清水，武火煮沸，去渣留汁。将粳米淘洗干净后，放入煮汁的锅内，注入清水适量，煮粥即成。

【用法】 上为 1 日量，早、晚各温食 1 次。

【功效】 利尿，清热，明目，祛痰。适用于脾虚湿热型老年性阴道炎。

### ◎ 乌梅粥

【材料】 乌梅 15 ～ 20 克，扁豆 10 克，粳米 100 克，冰糖适量。

【制法】 将洗净的乌梅、扁豆入锅，加水适量。煎煮至汁浓时，去渣取汁，加入淘净的粳米煮粥。至米烂熟时，加入冰糖稍煮即可。

【用法】 每日 2 次，趁热服食。可作早、晚餐服食。

【功效】　泻肝补脾。适用于脾虚湿热型老年性阴道炎。

## ◎ 茅根薏苡仁粥

【材料】　白茅根 20 克，薏苡仁 50 克，红糖适量。

【制法】　将白茅根、薏苡仁研细，同放锅内，加清水适量煮为粥糊。待熟时加入红糖，再煮 1 ～ 2 沸即成。

【用法】　早、晚各空腹温服。

【功效】　健脾渗湿。适用于脾虚湿热型老年性阴道炎。

## ◎ 荞麦扁豆粥

【材料】　荞麦 50 克，扁豆 50 克，绞股蓝 50 克，红糖适量。

【制法】　将荞麦、扁豆、绞股蓝研细，同放锅内，加清水适量煮为粥糊。待熟时加入红糖，再煮 1 ～ 2 沸即成。

【用法】　每日早、晚各空腹温服。

【功效】　健脾渗湿。适用于脾虚湿热型老年性阴道炎。

## ◎ 白扁豆粥

【材料】　白扁豆 60 克，粳米 100 克。

【制法】　将上两味同煮为粥。

【用法】　每日 2 次，7 日为 1 个疗程。

【功效】　补益心脾。适用于老年性阴道炎属于心脾两虚者。

## ◎ 鸡汁粥

【材料】　1.5 ～ 2 千克母鸡 1 只，粳米 100 克。

【制法】　将母鸡剖洗干净，浓煎取汁。取鸡汤适量与粳米煮成稠粥。

【用法】　早、晚温服。

【功效】　滋补肝肾。适用于老年性阴道炎属于肝肾阴虚者。

## ◎ 泽泻粥

【材料】 泽泻 10 克，粳米 50 克。

【制法】 将泽泻研粉。先将粳米放入锅中，加水 500 毫升，先煮至米开花后，调入泽泻粉，改用小火煮沸 5 分钟即可。

【用法】 早、晚温服，3 日为 1 个疗程。

【功效】 祛湿热。适用于湿热型老年性阴道炎。

## 药汤

### ◎ 女贞胡桃汤

【材料】 女贞子 20 克，胡桃肉 20 克。

【制法】 将女贞子用布袋包扎好，放入锅内，再放入胡桃肉，加水适量。大火煎煮，改小火再煮 40 分钟，去布袋取汁，即可食用。

【用法】 上为 1 日量，每晚临睡前温热服用。

【功效】 补肾，止带，清虚热。适用于肝肾不足型老年性阴道炎。

### ◎ 山萸胡桃人参汤

【材料】 山茱萸 15 克，人参 6 克，胡桃肉 20 克。

【制法】 将山茱萸、人参洗净，放入锅内。再放入胡桃肉，加水适量。大火煎沸，改小火再煮 40 分钟，去渣取汁，即可食用。

【用法】 上为 1 日量，日服 2 次。

【功效】 补肾纳气，收敛止带，清虚热。适用于肝肾不足型老年性阴道炎。

### ◎ 苦瓜海带汤

【材料】 苦瓜 250 克，海带 100 克，葱、姜、盐各适量。

【制法】 将海带洗净。苦瓜去皮和瓤，切成片。姜洗净拍松，葱洗净切碎。炒锅烧热加油，放入姜、葱花炸香，加入苦瓜、海带稍炒。加清水适量，用武火烧沸后，转用小火煮熟。最后加盐，稍煮即可。

【用法】上为 1 日量，早、晚各温食 1 次。

【功效】健脾，利湿。适用于脾虚湿热型老年性阴道炎。

## ◎ 黄芪鲫鱼汤

【材料】鲫鱼 500 克，黄芪 30 克。

【制法】将鲫鱼洗净，黄芪切片，二者一起加水同煮。

【用法】饮汤吃肉，随量食用。

【功效】益气健脾利湿。适用于脾虚湿热型老年性阴道炎。

## ◎ 冬瓜海带汤

【材料】冬瓜 250 克，海带 100 克，甜杏仁 10 克，葱、姜、食用盐、油适量。

【制法】将海带、甜杏仁洗净。冬瓜去皮和瓤，切成片。姜洗净拍松，葱洗净切碎。炒锅烧热加油，放入姜、葱花炸香，加入冬瓜、海带稍炒。加清水适量，用武火烧沸后，转用小火煮熟。最后加盐，稍煮即可。

【用法】上为 1 日量，早、晚各温食 1 次。

【功效】健脾，利湿。适用于脾虚湿热型老年性阴道炎。

## ◎ 车前蕺菜汤

【材料】车前草 60 克，鲜蕺菜 60 克。

【制法】将车前草、鲜蕺菜以水煎汤，加调料饮服。

【用法】每日 1 剂，分 2 次饮服。

【功效】清热利湿，通淋解毒。适用于脾虚湿热型老年性阴道炎。

## 保健菜肴

## ◎ 白切鸭

【材料】老母鸭 1 只，调料适量。

【制法】 将鸭洗净，与调料（不宜量多）一同放入锅内。鸭肉熟烂，取出鸭，切成块状放入盘中即可食用。

【用法】 佐餐食用，常食。

【功效】 滋阴补肾，利水消肿，健脾补虚。适用于肝肾不足型老年性阴道炎。

## ◎ 杞枣鸡蛋

【材料】 枸杞子 30 克，大枣 10 克，鸡蛋 2 只。

【制法】 将枸杞子、大枣同装入干净纱布包中，放在砂锅内，加水浸泡 10 分钟左右。将砂锅放在火上，加入洗净的鸡蛋，同煮 15 分钟。捞出鸡蛋，去掉外壳再放回原汤煮 10 分钟后，即可食用。

【用法】 佐餐用，每日 2 ~ 4 枚。

【功效】 健脾益胃，滋养肝肾。适用于肝肾不足型老年性阴道炎。

## ◎ 升麻炖鸡蛋

【材料】 升麻 4 克，鸡蛋数只。

【制法】 将升麻研末。鸡蛋开一黄豆大小孔，纳入升麻末，白纸蘸水将孔盖严，口朝上蒸熟。

【用法】 佐餐用。早、晚各服蛋 1 只。10 日为 1 个疗程。

【功效】 补脾益气，升阳举陷。适用于肝肾不足兼脾气下陷型老年性阴道炎。

## ◎ 鸡汤炖海参

【材料】 海参数个，鸡汤 200 克。

【制法】 将海参洗净，与鸡汤同炖。至海参烂熟，放入调味料即可。

【用法】 每日佐餐服用。

【功效】 补肾，益精，养血。适用于肝肾不足型老年性阴道炎。

## ◎ 清汤乳鸽

【材料】 鸽子 1 只，调料适量。

【制法】 将乳鸽与调味料同炖，至肉烂即可。

【用法】 每日佐餐食用。

【功效】 滋肾益气，祛风解毒。适用于肝肾不足型老年性阴道炎。

## ◎ 蛇床子煨牛肉

【材料】 蛇床子 20 克，黄牛肉 100 克。

【制法】 将蛇床子洗净用白纱布包好，与牛肉同炖。至肉烂放入适量调料即可。

【用法】 每日 1 次，佐餐食用。

【功效】 温肾助阳，益气养血，祛风燥湿。适用于肝肾不足兼下焦湿热型老年性阴道炎。

## ◎ 茯苓蒸全鸭

【材料】 茯苓 20 克，老母鸭 1 只，料酒 2 匙，细盐 1 匙。

【制法】 将茯苓洗净切片。鸭子备好，洗净，放入大瓷盘中，背朝下，腹朝上。先将茯苓放入鸭肚内，再放入内脏，淋上料酒、细盐。最后将鸭头弯入腹内，用白线将鸭身扎牢。用旺火隔水蒸 120 分钟。至鸭肉酥烂，离火即可食用。

【用法】 佐餐用，每日 2 次。

【功效】 健脾，化痰，利湿，和胃。适用于脾虚湿热型老年性阴道炎。

## ◎ 百合生姜炒冬瓜

【材料】 百合 15 克，生姜 6 克，冬瓜 250 克，葱、油、盐适量。

【制法】 将百合、生姜、冬瓜洗净切片。炒锅烧热加油，放入姜、葱花炸香，加入冬瓜、百合。加入盐，炒熟即可食用。

【用法】 佐餐用，每日 1 次。

【功效】 健脾渗湿。适用于脾虚湿热型老年性阴道炎。

## ◎ 参芪猴头炖鸡

【材料】 猴头菌 100 克，母鸡 1 只（约 750 克），黄芪 10 克，党参 10 克，大枣 10 克，姜片、葱结、绍酒、清汤、淀粉各适量。

【制法】 将猴头菌洗净去蒂，发胀后将菌内残水挤压干净，以除苦味，再切成 2 毫米厚片待用。把母鸡去头脚，剁方块，放入炖盅内，加入姜片、葱结、绍酒、清汤，上放猴头菌片和浸软洗净的黄芪、党参、大枣，用文火慢慢炖，直至肉熟烂，调味即成。

【用法】 佐餐食用。

【功效】 补气健脾养胃。适用于脾虚湿热型老年性阴道炎。

## ◎ 黄芪乌骨鸡

【材料】 黄芪 50 克，乌骨鸡 1 只。

【制法】 将乌骨鸡去毛及内脏（只留肝、肾），将黄芪塞入鸡腹内，加水适量，隔水蒸烂，加食盐调味。

【用法】 饮汤食肉，每日 1 次，10 日为 1 个疗程。

【功效】 补益肝肾。适用于老年性阴道炎属于肝肾不足者。

## ◎ 何首乌黄母鸡

【材料】 何首乌 30 克，黄母鸡 1 只。

【制法】 将黄母鸡去毛及内脏（只留肝、肾），再将何首乌以纱布包好塞入鸡腹内，放入砂锅内，加水适量，文火炖煮至鸡肉离骨，取出药袋，加食盐调味。

【用法】 饮汤食肉。每日 1 次，10 日为 1 个疗程。

【功效】 滋补肝肾。适用于老年性阴道炎属于肝肾阴虚者。

## ◎ 黄精老雄鸡

【材料】 黄精 50 克，老雄鸡 1 只，冰糖 100 克。

【制法】 将老雄鸡去毛及内脏，洗净，切块，与黄精、冰糖用 5 倍的水煮开后，以文火炖 8 小时，滤出透明液体，放置 3～4 小时即成。

【用法】 随意食用，2 ～ 3 日服完。

【功效】 补益肝肾。适用于老年性阴道炎属于肝肾亏虚、气血不足者。

## 熏洗坐浴

### ◎ 方1

【组方】 野菊花 30 克，紫草 30 克，蛇床子 15 克，当归 15 克，黄柏 15 克，冰片 3 克。

【用法】 药物水煎 2 次，药液合并，每日熏洗外阴 2 次。

### ◎ 方2

【组方】 半枝莲 30 克，野菊花 30 克，紫花地丁 30 克，苦参 30 克，蛇床子 30 克。

【用法】 水煎去渣取液，置盆中先熏后洗患部，每日 1 ～ 2 次。10 日为 1 个疗程。

### ◎ 方3

【组方】 苍术 15 克，蛇床子 15 克，地肤子 15 克，枯矾 15 克，赤芍 20 克，苦参 30 克，红花 10 克，花椒 10 克。

【用法】 将上述药材用纱布包裹，放入砂锅，凉水浸泡 1 小时后煎 20 分钟。待药液温度适宜时冲洗阴道或坐浴，每日 2 次，每次 10 ～ 15 分钟。

### ◎ 方4

【组方】 白鲜皮 6 克，鸡血藤 6 克，制何首乌 6 克，红花 6 克，淫羊藿 15 克。

【用法】 上药水煎 2 次，去渣后合并药液，待温后坐浴。每日 2 次，每次洗 30 分钟。

## ◎ 方 5

**【组方】** 生地黄 30 克，白鲜皮 30 克，鸡血藤 30 克，红花 6 克，苦参 15 克。

**【用法】** 上药水煎 2 次，去渣后合并药液，待温后坐浴。每日 2 次，每次洗 30 分钟。

## ◎ 方 6

**【组方】** 淫羊藿 15 克，蛇床子 15 克，地肤子 15 克，何首乌 15 克，当归 15 克，百部 15 克，蝉蜕 15 克，赤芍 10 克，黄柏 10 克，龙胆草 10 克，金银花 10 克。

**【用法】** 每日 1 剂，水煎取液，坐浴，每次 20 分钟，每日 2 次。7 日为 1 个疗程。

## ◎ 方 7

**【组方】** 淫羊藿 30 克，黄柏 30 克，金银花 10 克。

**【用法】** 水煎，去渣，先熏，待温度适宜时再冲洗外阴及阴道。每日 2 次，10 日为 1 个疗程。

## ◎ 方 8

**【组方】** 野菊花 20 克，黄柏 30 克，苦参 30 克，百部 25 克，赤芍 20 克，白鲜皮 20 克，枯矾 20 克。

**【用法】** 水煎，去渣，先熏，待温度适宜时再冲洗外阴及阴道。每日 2 次，10 日为 1 个疗程。

## ◎ 方 9

**【组方】** 贯众 20 克，苦参 20 克，黄柏 20 克，威灵仙 20 克，百部 20 克，透骨草 20 克，蛇床子 30 克。

**【用法】** 水煎，去渣，先熏，待温度适宜时再冲洗外阴及阴道。每日 2 次，10 日为 1 个疗程。

## ◎ 方 10

【组方】 半枝莲 30 克，紫花地丁 30 克，野菊花 30 克，苦参 30 克，丝瓜络 30 克。

【用法】 水煎，去渣，先熏，待温度适宜时再冲洗外阴及阴道。每日 2 次，10 日为 1 个疗程。

## ◎ 方 11

【组方】 苦参 10 克，黄柏 10 克，蛇床子 15 克。

【用法】 水煎，去渣，先熏，待温度适宜时再冲洗外阴及阴道。每日 2 次，10 日为 1 个疗程。

## ◎ 方 12

【组方】 红花 15 克，黄柏 15 克，贯众 15 克，儿茶 12 克，花椒 12 克，白花蛇舌草 60 克，冰片 6 克，乳香 9 克，没药 9 克，明矾 9 克。

【用法】 先将以上药物水煎，去渣，然后将冰片溶于药液中，坐浴，每日 1 次，10 日为 1 个疗程。

## ◎ 方 13

【组方】 淫羊藿 3 克，野菊花 3 克，金银花 3 克，当归 15 克，黄柏 15 克，赤芍 15 克，蛇床子、牡丹皮各 15 克，紫草 30 克，冰片 3 克。

【用法】 先将以上药物水煎，去渣，然后将冰片溶于药液中，坐浴，每日 1 次，10 日为 1 个疗程。

## ◎ 方 14

【组方】 草决明子 30 克。

【用法】 将草决明子捣碎，加水适量煮沸 15～30 分钟，趁热熏洗外阴、阴道，每日 1～2 次，每次 15 分钟。

### 搽药

【组方】 黄柏 7.5 克，黄连 7.5 克，姜黄 7.5 克，当归 7.5 克，生地黄 30 克，黄蜡 50 克，香油适量。

【用法】 先将以上药物用香油浸泡 2 日，再用小火煎熬，去渣，然后煎黄蜡 50 克，制成膏状，待用。应用时，先用温水冲洗阴部，再以此膏药涂搽阴道，每日 1 次，10 日为 1 个疗程。

### 坐药

◎ 方1

【组方】 蛇床子 30 克，白鲜皮 30 克，苦参 30 克，百部 30 克，地肤子 30 克，紫荆皮 30 克，黄柏 30 克，枯矾 10 克，花椒 10 克，苍术 10 克，龙胆草 10 克。

【用法】 水煎，去渣，取药液，用消毒棉球如核桃大，捆以长线，蘸满药液，于睡前塞入阴道内，次日早晨取出，每日 1 次，10 日为 1 个疗程。

◎ 方2

【组方】 淫羊藿 6 克，黄柏 6 克，五倍子 6 克，鹿角霜 6 克，蛇床子 12 克，黄连 12 克，桃仁 9 克，冰片 3 克。

【用法】 将上药共研为极细末，用香油适量调为膏状，于睡前先用温水冲洗阴部，再以消毒棉球如核桃大，捆以长线，蘸此膏药塞入阴道内，次日早晨取出，每日 1 次，10 日为 1 个疗程。

### 按摩

【取穴】 肾俞、脾俞、血海、带脉。

【操作方法】

（1）捏肾俞  取俯卧位，操作者将两手掌自然伸开，四指并拢，拇指与四指呈钳状，以拇指和四指之指腹捏拿肾俞周围皮肤与肌肉，一捏一拿，使之有沉胀感，操作 1 ~ 2 分钟，每日 1 次，3 ~ 5 日为 1 个疗程。

（2）**揉小腹**　取仰卧位，以右手大、小鱼际置于脐下气海，做轻柔缓和的回旋揉动；或呈环行顺时针揉压移动，将整个下腹部揉摩 5 ~ 10 遍。每日 1 次，7 日为 1 个疗程。

（3）**按脾俞、血海、肾俞、带脉**　用拇指或食指指端揉按脾俞、血海，再揉按肾俞、带脉。每穴各揉按 1 分钟。每日 1 次，7 日为 1 个疗程。

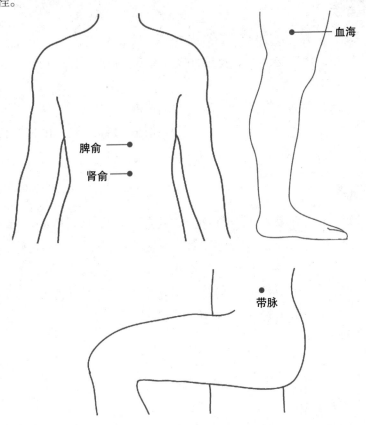

## 康复锻炼

◎ **扭转臀部法**

站立于平地上，两腿分开（两腿之间的距离稍比肩宽），两脚站稳不动，呼吸均匀。身体先向左转，再向右转，左右各转 30 次。每日 1 次，10 日为 1 个疗程。

◎ **交腿下蹲活动**

站立在平地上，两腿分开交叉站稳，下蹲时臀部尽量往下，然后站起来再下蹲，反复操作 30 次，10 日为 1 个疗程。

## 敷贴

◎ **方1**

【组方】 蛤粉 3 克，煅牡蛎 3 克，青黛 3 克，乌贼骨 3 克。

【用法】 将上药共研为极细末，外敷于阴痒及皮肤破损处。每日 1 次，10 日为 1 个疗程。

◎ **方2**

【组方】 冰片 0.3 克，蛤粉 3 克，乌贼骨 3 克，煅龙骨 3 克，煅牡蛎 3 克，青黛 3 克。

【用法】 将上药共研为极细末，外敷于阴痒及皮肤破溃之处。每日 1 次，10 日为 1 个疗程。

## 如何进行老年性阴道炎的自我检测?

（1）有绝经，或卵巢切除，或盆腔放射治疗等病史，存在导致卵巢功能减退的原因。

（2）白带增加或量无明显变化，白带质稀色黄，或黏稠如脓，或红白相兼。与滴虫性阴道炎的泡沫状白带，有腥臭味；以及霉菌性阴道炎的豆渣样或乳凝样白带有区别。

（3）可伴外阴及阴道瘙痒、灼热疼痛、小腹坠胀，性交痛，或有尿频、尿急、尿痛。

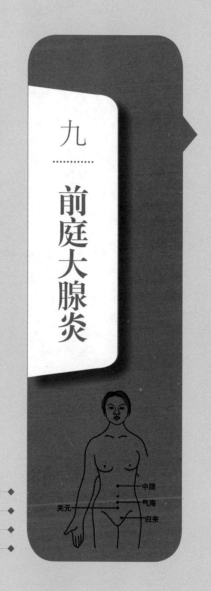

九

前庭大腺炎

病因
症状
预防
调养

中脘
气海
关元
归来

前庭大腺位于两侧大阴唇后部，腺管开口于小阴唇内侧靠近处女膜处，因解剖部位特点，在性交、分娩或其他情况污染外阴时，容易受到感染引起炎症，称前庭大腺炎。本病属中医学"阴疮"的范畴。

## 病　因

前庭大腺炎多发生于育龄妇女，病原菌多为葡萄球菌、大肠杆菌、链球菌、淋菌等的混合感染。病原菌侵犯腺体和腺管，其黏膜充血、肿胀，并分泌大量的炎性渗出物或脓性液体。腺管或腺管口被阻塞，腺体内的脓性分泌物不能自腺管口流出而积存，形成前庭大腺炎。急性炎症消退后腺体脓细胞被吸收而成透明液体，形成前庭大腺囊肿。

中医学认为，本病的发生因经行产后，忽视卫生，或阴户破损，感染邪毒；或湿热毒邪，蕴积于下，伏于肝经，与血气相搏，郁结成疮。

## 症　状

（1）感染多为单侧性。

（2）急性前庭大腺炎是病原菌首先侵犯腺管，呈急性化脓性炎症变化，局部有红、肿、热、痛。有时有坠胀及大便、小便困难的感觉，以及体温升高、白细胞增高等全身症状。腺管口往往因肿胀或渗出物凝集发生阻塞，脓液不能外流形成脓肿，称前庭大腺脓肿。局部可有波动感，腹股沟淋巴结肿大。

（3）当脓腔压力增大时，可自行破溃，如破孔大，引流通畅，则炎症较快消退而痊愈；如破孔小，引流不畅，则炎症持续不消失，并可反复急性发作。

## 预 防

前庭大腺炎主要是致病菌侵入前庭大腺引起感染而发生的；因此，保持外阴清洁是预防前庭大腺炎发生的主要措施。

（1）经期应绝对避免性交活动。

（2）注意个人卫生，保持外阴清洁，最好每日清洗。

（3）外阴部感染炎症（如外阴炎等）后及时治疗。

（4）应穿棉制品的、不穿化纤质地的及密不透气的内裤。

如果这几方面都注意做好，就能在一定程度上预防前庭大腺炎的发生。

## 调 养

### 中药方剂

◎ 解毒活血汤

【材料】金银花20克，连翘20克，桃仁15克，红花15克，赤芍15克，蒲公英20克，紫花地丁20克，生地黄20克，茯苓15克，木通15克，败酱草15克，甘草5克。

【制法】将上药水煎。

【用法】每日1剂，早、晚分服。

【功效】清热解毒，活血化瘀。适用于邪毒入里引起的前庭大腺炎，症见阴户一侧肿胀疼痛，行走不便，伴发热，带下黄稠有臭味，舌质红，苔黄。

◎ 仙方活命饮

【材料】金银花20克，防风15克，白芷15克，当归20克，赤芍

15 克，天花粉 15 克，乳香 15 克，没药 15 克，皂角刺 10 克，穿山甲珠 15 克，大黄 5 克。

【制法】 将上药水煎。

【用法】 每日 1 剂，早、晚分服。

【功效】 清热解毒，活血化瘀。适用于毒热内盛引起的前庭大腺炎，症见阴户肿胀，明显红肿，热痛，皮薄而软，或有脓汁自破口排出，臭秽难闻，伴发热，舌红，苔黄。

◎ 托里消毒散

【材料】 人参 20 克，当归 20 克，川芎 15 克，白术 15 克，黄芪 25 克，茯苓 20 克，薏苡仁 15 克，金银花 20 克，板蓝根 20 克，穿山甲珠 15 克。

【制法】 将上药水煎。

【用法】 每日 1 剂，早、晚分服。

【功效】 补益气血，托里消毒。适用于正气亏虚引起的前庭大腺炎，症见阴户肿胀，但无明显热痛，可能触及硬结，溃口流脓、淌水，伴神疲乏力，舌质淡红，苔薄白。

◎ 金蒲野菊地丁汤

【材料】 金银花 15 克，蒲公英 15 克，野菊花 15 克，紫花地丁 15 克，天葵子 15 克，赤芍 12 克，牡丹皮 12 克，制乳香 10 克，制没药 10 克，生甘草 6 克。

【制法】 将上药加水煎煮 2 次，药液混合均匀。

【用法】 每日 1 剂，分 2 次服用。

【功效】 清热解毒，散结消疮。适用于热毒壅滞型前庭大腺炎，症见阴户一侧红肿热痛，恶寒发热，口渴饮冷，尿黄便干，舌红，苔薄黄，脉数。

## ◎ 花翘赤芍牡丹汤

【材料】 金银花 15 克，连翘 15 克，赤芍 15 克，牡丹皮 15 克，当归 10 克，皂角刺 10 克，制乳香 10 克，制没药 10 克，贝母 10 克，白芷 10 克，生甘草 6 克。

【制法】 将上药加水煎煮 2 次，药液混合均匀。

【用法】 每日 1 剂，分 2 次服用。

【功效】 清热解毒，消痈排脓。适用于热壅成脓型前庭大腺炎，症见阴户一侧肿胀跳痛，有波动感，或破溃流脓，臭秽而稠，发热，口干，便秘，舌红，苔黄腻，脉滑数。

## ◎ 鹿角地黄芥桂汤

【材料】 鹿角胶 10 克（烊化冲服），生地黄 10 克，白芥子 10 克，肉桂 10 克，半夏 10 克，麻黄 6 克，炮姜 6 克，甘草 6 克。

【制法】 将上药加水煎煮 2 次，药液混合均匀。

【用法】 每日 1 剂，分 2 次服用。

【功效】 温经散寒，养血通脉。适用于寒凝经脉型前庭大腺炎，症见阴户一侧肿胀结块，不红不热，状如蚕茧，经久不消，舌淡，苔薄白，脉沉缓。

## 药粥

## ◎ 金银花粥

【材料】 金银花 30 克，粳米 30 克。

【制法】 将金银花煎取浓汁，去渣取汁约 150 毫升，加粳米 30 克、水 300 毫升，煮成稀粥。

【用法】 每日早、晚温服。

【功效】 清热解毒，抗菌消炎。适用于前庭大腺炎属于急性期者。

◎ 薏仁粥

【材料】 生薏苡仁 30 克，粳米 50 克。

【制法】 将生薏苡仁碾为细粉，加粳米，入砂锅内，加水 500 毫升，煮成稀粥。

【用法】 每日早、晚温服。

【功效】 利水渗湿，健脾，除痹，清热排脓。适用于前庭大腺炎形成脓肿者。

◎ 蒲公英粥

【材料】 鲜蒲公英 30 克，粳米 50 克，冰糖适量。

【制法】 将鲜蒲公英连根洗净切碎，煎取浓汁，去渣取汁约 200 毫升，加粳米 50 克、冰糖适量、水 400 毫升，煮成稀粥。

【用法】 每日早、晚温服。

【功效】 清热解毒，消肿散结。适用于前庭大腺炎属于急性期者。

◎ 鱼腥草苡仁粥

【材料】 鱼腥草 30 克，薏苡仁 15 克，大米 50 克。

【制法】 将鱼腥草加水先煎，去渣取汁，放入薏苡仁、大米煮至粥熟服用。

【用法】 每日 2 次。

【功效】 清热解毒，祛湿排脓。适用于前庭大腺炎。

保健菜肴

◎ 蒜泥马齿苋

【材料】 鲜马齿苋 60 克，大蒜泥 10 克，酱油适量。

【制法】 将马齿苋煮熟，调入大蒜泥、酱油。

【用法】 不拘时食用。

【功效】 清热解毒，散血消肿。适用于前庭大腺炎。

## 熏洗坐浴

### ◎ 方1

【组方】枸杞根适量。

【用法】枸杞根煎汤，多次熏洗患处。

### ◎ 方2

【组方】马鞭草 30 ~ 60 克。

【用法】马鞭草煎汤，熏洗患处，早、晚各 1 次。

### ◎ 方3

【组方】鸭跖草 30 克，赤芍 10 克，紫花地丁 30 克，薄荷 10 克（后下）。

【用法】将上药水煎，熏洗或局部热敷患处。

### ◎ 方4

【组方】黄连 15 克，黄柏 30 克，连翘 30 克，丹参 30 克，红花 6 克，赤芍 20 克，皂角刺 10 克。

【用法】将上药水煎，先熏洗，后用冷药汁坐浴，每日 3 ~ 4 次，每次半小时，7 日为 1 个疗程。

### ◎ 方5

【组方】丹参 20 克，败酱草 20 克，苏木 20 克，赤芍 20 克，青皮 10 克，五倍子 10 克，浙贝母 10 克，夏枯草 15 克，桂枝 15 克。

【用法】将上药水煎，先熏洗，后用热药汁坐浴，每日 3 ~ 4 次，每次半小时，7 日为 1 个疗程。

### ◎ 方6

【组方】黄连 12 克。

【用法】黄连水煎后，外擦洗阴部。

## ◎ 方 7

【组方】大蒜 30 克。

【用法】大蒜煮水后，外洗患处，1 日数次。

## ◎ 方 8

【组方】生石膏 30 克，寒水石 30 克，野菊花 30 克。

【用法】将上药煎汤熏洗外阴，每日 1～2 次，每次 20 分钟。

## ◎ 方 9

【组方】花椒 10 克，蛇床子 10 克，明矾 10 克，百部 10 克，苦参 10 克。

【用法】将上药煎汤熏洗外阴，每日 1～2 次，每次 20 分钟。

## ◎ 方 10

【组方】苦参 50 克。

【用法】将上药煎汤去渣，纱布滤净，再加水至 1000 毫升，待温不烫手，坐浴并冲洗外阴，每日 1～2 次，每次 15 分钟。

## 搽药

【组方】黄连 15 克，青黛 15 克，芒硝 15 克，冰片 15 克。

【用法】将上药共研细末，搽涂患部。用于热毒型前庭大腺炎，症见外阴肿痛，脓未溃者。

## 敷贴

## ◎ 方 1

【组方】盐适量。

【用法】盐炒热，用纱布包起熨患处。

## ◎ 方2

【组方】 枳实适量。

【用法】 枳实用麦麸炒热，纱布包起热熨患处。

## ◎ 方3

【组方】 珍珠末0.5克。

【用法】 每日早、晚用清水洗外阴后，用珍珠末0.5克加冷开水调成糊状敷于患处，每次30分钟，并配合口服珍珠末，7日为1个疗程。

♥ 爱心小贴士

### 前庭大腺炎患者日常生活调养注意事项有哪些？

（1）急性期应卧床休息，脓肿形成行切开引流术后，应按时换药，每于大便、小便后及时更换敷料。

（2）保持外阴清洁干燥，尤其是性生活前后。炎症未彻底治愈前避免性生活。

（3）本病易于复发，一旦有轻微炎症时应及时用1/5000高锰酸钾溶液坐浴。

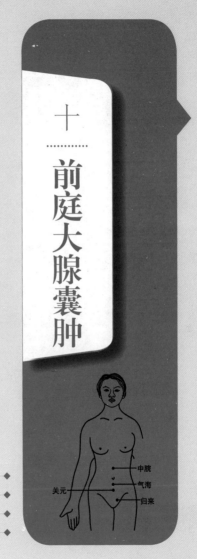

十

前庭大腺囊肿

中脘

气海

关元

归来

前庭大腺囊肿是指因某种原因导致前庭大腺导管闭塞不通，分泌物不能排出，造成腺体囊状扩张。多为单侧，大小不等，生长缓慢，常发生于育龄期妇女。本病属中医学"阴疮"之范畴。

## 病　因

前庭大腺囊肿系因前庭大腺导管被细菌感染发生炎症而堵塞，引起腺体囊性扩张，或前庭大腺脓肿未经治疗，急性炎症消退后，脓液被吸收而转为黏液，均可形成前庭大腺囊肿。也有在分娩时发生会阴裂伤或侧切损伤腺管，缝合后形成疤痕，使管口闭塞，分泌物不能排出，日后形成囊肿。

中医学认为，本病的发生是由于寒邪凝滞气血，瘀积于内，邪气不能外出，内陷于肌肉，或平素阳虚，气血失调或痰湿凝结成块而成。

## 症　状

患者多无自觉症状，一般多为单侧发生，为大小不等向外突起的囊性肿物，成圆形或椭圆形，无明显疼痛感，无压痛，有波动感，活动度良好，其内容物为清澈透明的黏液，有时混有少量血液，继发感染时可形成脓肿，局部穿刺可抽出黏液。

## 预　防

（1）如患有前庭大腺炎应积极治疗。
（2）平时注意保持外阴清洁，注意经期、产后卫生及性卫生。

（3）分娩时，侧切口要避免伤及前庭大腺导管，以免日后发生阻塞。

（4）日常饮食搭配合理，多吃富含蛋白质食物及新鲜蔬菜，忌食辛辣刺激性食物，忌烟、酒。

（5）积极锻炼身体，增强体质，提高机体的抵抗力。

（6）生活起居有规律，劳逸结合，注意休息，不要过度劳累，损伤机体健康。

（7）保持乐观情绪，避免紧张、焦虑等不良情绪刺激。

# 调 养

## 中药方剂

### ◎ 地黄鹿角白芥汤

【材料】 地黄15克，鹿角胶15克（烊化冲服），白芥子10克，姜炭6克，肉桂6克，麻黄6克，生甘草6克，浙贝母15克，生牡蛎20克（先煎），莪术15克，皂角刺15克，当归15克。

【制法】 将上药加水煎煮2次，药液混合均匀。

【用法】 每日1剂，分2次服用。

【功效】 温经散寒，活血行滞。适用于寒凝型前庭大腺囊肿，症见外阴部包块，按之柔软，推之可移，皮色不变，经久不消，阴部坠胀，可伴有神疲倦怠，食少纳呆，或大便溏薄，小便清长，舌淡，苔薄白，脉沉细弱。

### ◎ 柴胡二白汤

【材料】 柴胡10克，白芍15克，白术15克，当归15克，茯苓15克，丹参15克，赤芍15克，枳壳10克，木香10克。

【制法】 将上药加水煎煮2次，药液混合均匀。

【用法】 每日1剂，分2次服用。

【功效】 疏肝行气，活血散结。适用于气滞型前庭大腺囊肿，症见外阴部包块，按之柔软，推之可移，有坠胀感，或两胁胀，舌正常或紫暗，苔薄，脉弦。

## 药茶

### ◎ 苦菜生姜茶

【材料】 苦菜 40 克，生姜 20 克。

【制法】 将苦菜、生姜分别切碎、捣烂，以纱布渍取汁液或用榨汁机榨取汁液，两者等量合并。

【用法】 每次取 30 毫升，加黄酒 10 毫升，冲水饮，每日 3 次。

【功效】 清热解毒，消痈排脓。适用于前庭大腺囊肿。

## 熏洗坐浴

### ◎ 方 1

【组方】 苍术 15 克，百部 15 克，蛇床子 15 克，黄柏 15 克，苦参 15 克，连翘 15 克，荆芥 15 克，土槿皮 15 克。

【用法】 将上药水煎，每日 1 剂，熏洗外阴，连续 5 ～ 7 次。适用于前庭大腺囊肿红肿疼痛者。

### ◎ 方 2

【组方】 苦参 15 克，蛇床子 15 克，白鲜皮 15 克，黄柏 15 克，艾叶 15 克，白矾 15 克，芒硝 15 克。

【用法】 将上药水煎 30 分钟后取药液 100 毫升，加食醋 10 毫升，熏洗坐浴，每日 2 次，1 周后囊肿缩小 1/2，半个月后全部消失。

## 搽药

### ◎ 方 1

【组方】 黄连 10 克，黄柏 10 克，青黛 10 克，樟丹 10 克，蛇床子 10 克，乳香 10 克，没药 10 克，松香 10 克，煅蛤粉 15 克，血竭 15 克，冰片 8 克，硇砂 8 克。

【用法】 将上药研细粉贮于瓶内，每次取少许药粉喷撒患处，每日 3 次，用于前庭大腺囊肿破溃后合并感染者。

◎ 方2

【组方】 儿茶、海螵蛸、樟丹各等份。

【用法】 将上药混合研成散剂贮瓶内，每次取少许喷撒患处，每日3次，用于前庭大腺囊肿破溃者。

◎ 方3

【组方】 生大黄10克，玄明粉30克。

【用法】 将上药共研细末，用酒或香油调匀，敷于患处，每日1次。

◎ 方4

【组方】 天花粉20克，黄柏10克，生大黄10克，白芷10克，姜黄10克，苍术6克，陈皮6克，厚朴6克，天南星6克，甘草6克。

【用法】 将上药共研细末，用凡士林调匀，敷于患处，每日1次。

◎ 方5

【组方】 七厘散加风湿骨痛药酒适量。

【用法】 将上药调匀，敷于患处，每日敷药12小时以上，连用1周。

♥ 爱心小贴士

**前庭大腺囊肿患者日常生活调养注意事项有哪些?**

（1）如果囊肿很小，没有什么症状，可不处理，只需注意外阴清洁，定期检查即可。

（2）如果囊肿很大或长得很快，并出现局部坠胀不适等，则应进行治疗。治疗以手术为主，术后要特别注意保持外阴清洁，每次大便、小便后用1/5000高锰酸钾溶液坐浴，以防感染。

（3）治疗期间应注意外阴清洁、干燥，减少摩擦和挤压。

（4）治疗期间禁止性生活。

（5）调整饮食结构，勿吃辛辣有刺激性食物。

# 十一
## 子宫颈炎

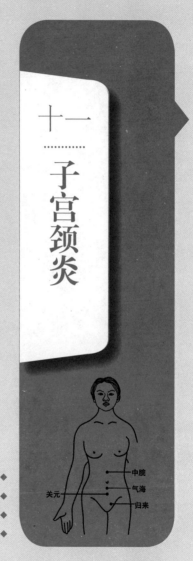

中脘
气海
关元
归来

子宫颈是通向子宫的通道，它的作用不容小觑。月经来潮时，经血通过子宫颈排出；性生活时，精子通过子宫颈进入宫腔；分娩时，子宫颈更要经历明显的变化，可以从1厘米扩大到10厘米左右，以便胎宝宝通过。因此，子宫颈是保护子宫的"屏障"，是防止病原体侵入宫腔的重要防线。正因为子宫颈"公务"繁忙，它也成为诸种妇科病的温床，尤其是子宫颈炎症。子宫颈的炎症称为子宫颈炎，它是妇科常见疾病之一，包括子宫颈阴道部炎症及子宫颈管黏膜炎症。临床上将子宫颈炎分为急性子宫颈炎和慢性子宫颈炎。临床上以慢性子宫颈炎为多见，是一种育龄妇女的常见病。本病以阴道分泌物增多为主要表现，属于中医学"带下病"的范畴。

## 病　因

　　（1）急性子宫颈炎　　本病主要是由于化脓菌直接感染子宫颈而引起的炎症。如分娩、流产损伤，产褥期感染或感染性流产，性生活过频、不洁等长期慢性刺激，诊断性刮宫造成子宫颈裂伤等机械性损伤，均能导致化脓菌直接感染子宫颈引起炎症。

　　其他物理化学因素的刺激也是重要发病原因，如使用浓度过高的碱性或酸性溶液冲洗阴道，或治疗阴道疾病时，将腐蚀性较强的栓剂、片剂放置于阴道，或将纱布、棉花等异物放入阴道太久，也能引起本病。

　　中医学认为，本病多因外湿内侵或内蕴湿热、湿毒，侵及冲任，波及肝肾所致。其病初起多为实证，久则转为虚证，虚证又易复感实邪。

　　（2）慢性子宫颈炎　　本病多见于分娩、流产或手术损伤子宫颈后，病原体侵入而引起感染，病原体主要为葡萄球菌、链球菌、大肠杆菌及厌氧菌。此外，衣原体及淋菌感染亦应引起注意。子宫颈阴道部的鳞状上皮层厚，对炎症的抵抗力强，而子宫颈管黏膜柱状上皮层薄，抵抗力弱。病原体侵入子宫颈黏膜柱状上皮所覆盖的部分，加之子宫颈黏膜皱襞多，病原体潜藏于此处，感染不易彻底消除，往往形成慢性子宫颈炎。

中医学认为，本病多由于经行产后胞脉空虚，加之摄生不慎，或房事不洁，致使病邪湿毒乘虚侵犯胞宫，湿热蕴积，正虚邪恋，脾肾亏损，冲任不固，带脉失约，湿浊下注，反复发作经久难愈。

## 症 状

（1）急性子宫颈炎

① 白带增多，有臭味，色白质稠，甚者黄浊如脓，或兼有血丝。

② 下腹坠胀，腰骶部疼痛不适。常伴尿频、尿痛等膀胱刺激症状。如果为淋菌感染可有外阴瘙痒灼热。

③ 伴有急性尿道炎、阴道炎、子宫内膜炎，有不同程度的发热。

（2）慢性子宫颈炎

① 白带增多　通常为黏稠的黏液或脓性黏液。有时分泌物中可带血丝或少量血液，也可有接触性出血。由于白带的刺激可引起外阴瘙痒。

② 疼痛　下腹或腰骶部经常出现疼痛，每于月经期、排便或性生活时加重。每触及子宫颈时，立即引起髂窝、腰骶部疼痛，有的患者甚至可引起恶心，影响性生活。

③ 膀胱及肠道症状　一有尿液即有尿意，出现尿频或排尿困难症状，但尿液清澈，尿常规检查正常。肠道症状的出现较膀胱症状为少，有的患者在大便时感到疼痛。

④其他症状　如月经不调、痛经、盆腔沉重感、不孕等。

## 预 防

（1）注意个人卫生　为防止感受外邪，应注意个人卫生，勤洗内裤。月经期、产后、人工流产术后均需注意清洁，防止感染。月经经期延长者应予积极治疗，并注意勤换卫生巾，以免经血滋长细菌。用酸性或碱性溶液冲洗外阴及阴道时，要避免浓度过高形成刺激而引发子宫颈炎。

（2）**房事谨慎适度** 性生活双方均应注意卫生，男方应养成每晚或性交前洗外阴的习惯，防止性交时将病原体带入阴道而引起感染。适当控制性生活，不要过频，以免刺激子宫颈。坚决杜绝婚外性行为，避免经期和人工流产后过早性交。

（3）**减少人为损伤** 及时有效地采取避孕措施，降低人工流产、引产的发生率，减少人为的创伤和细菌感染的机会。防止分娩时器械损伤子宫颈。产后发现子宫颈裂伤应及时缝合。

（4）**早期发现治疗** 妇女尤其有性生活史者，应当定期进行妇科检查，以便及时发现子宫颈炎症，及时治疗。积极彻底治疗阴道炎、急性子宫内膜炎等。

（5）**生活调理有节** 注意劳逸结合，勿过度劳累，饮食不宜过度辛辣刺激，保持心情舒畅，适当锻炼，增强体质，有利于预防本病。

## 调　养

### 中药方剂

◎ **龙胆草栀子汤**

【材料】龙胆草 9 克，栀子 8 克，黄芩 8 克，车前子 8 克，泽泻 8 克，生地黄 8 克，土茯苓 8 克，当归 8 克，通草 5 克，柴胡 5 克，甘草 5 克，椿根皮 15 克。

【制法】将上药水煎。

【用法】每日 1 剂，分早、中、晚 3 次服。

【功效】疏肝清热，利湿止带。适用于湿热下注型慢性子宫颈炎。

◎ **金银菊花汤**

【材料】金银花 15 克，野菊花 15 克，蒲公英 15 克，白花蛇舌草 15 克，紫花地丁 8 克，白术 8 克，天葵子 8 克，茯苓 8 克，泽泻 8 克，栀子 8 克，紫草 8 克，椿根皮 8 克，败酱草 10 克。

【制法】将上药水煎。

【用法】每日 1 剂，分早、中、晚 3 次服。

【功效】清热解毒，化湿止带。适用于湿毒内侵型慢性子宫颈炎。

## ◎ 白术山药汤

【材料】白术 15 克，菟丝子 12 克，山药 12 克，苍术 12 克，茯苓 12 克，炙甘草 5 克，车前子 9 克（包煎），党参 8 克，补骨脂 8 克，柴胡 8 克，黑芥穗 8 克，巴戟天 8 克。

【制法】将上药水煎。

【用法】每日 1 剂，分早、中、晚 3 次服。

【功效】健脾温肾，除湿止带。适用于脾肾两虚型慢性子宫颈炎。

## ◎ 生黄芪汤

【材料】生黄芪 30 克，煅龙骨 30 克，煅牡蛎 30 克，凤尾草 30 克，红藤 30 克，制黄精 15 克，金樱子 15 克，芡实 15 克，乌贼骨 15 克，炮姜炭 3 克。

【制法】将上药水煎。

【用法】每日 1 剂，分早、晚服，7 日为 1 个疗程。

【功效】清热，解毒，防腐。适用于慢性子宫颈炎。

## ◎ 白扁豆方

【材料】白扁豆 250 克。

【制法】将白扁豆炒后研末。

【用法】米汤送服，每次 16 克，每日 2 次。

【功效】扶正托毒。适用于湿毒内侵型慢性子宫颈炎。

## ◎ 党参白术方

【材料】党参 10 克，白术 10 克，苍术 10 克，补骨脂 10 克，柴胡 10 克，黑芥穗 10 克，巴戟天 10 克，炙甘草 6 克，车前子 9 克（包煎），菟丝子 20 克，山药 15 克，茯苓 15 克。

【制法】 将上药水煎。

【用法】 每日 1 剂，分早、中、晚 3 次服。

【功效】 健脾温肾，除湿止带。适用于脾肾两虚型慢性子宫颈炎。

◎ 止带方

【材料】 猪苓 12 克，茯苓 15 克，车前子 20 克，茵陈 10 克，黄柏 10 克，牛膝 10 克，泽泻 10 克。

【制法】 将上药加清水早、晚各煎煮 1 次，取汁。

【用法】 每日 1 剂。早、晚各 1 次，温热口服。

【功效】 清利湿热。适用于湿热型急性子宫颈炎。

◎ 消毒饮

【材料】 蒲公英 10 克，金银花 15 克，野菊花 10 克，紫花地丁 10 克，天葵子 10 克，白花蛇舌草 10 克，败酱草 15 克。

【制法】 将上药加清水早、晚各煎煮 1 次，取汁。

【用法】 每日 1 剂。早、晚各 1 次，温热口服。

【功效】 清热解毒。适用于热毒型急性子宫颈炎。

◎ 完带汤

【材料】 白术 45 克，柴胡 45 克，车前子 45 克（包煎），白芍 45 克，陈皮 45 克，怀山药 16 克，人参 7 克，芥穗炭 7 克，甘草 7 克。

【制法】 将上药水煎。

【用法】 每日 1 剂。早、晚各 1 次，温热口服。

【功效】 健脾益气，升阳除湿。适用于脾虚湿困型子宫颈炎，症见带下色白或淡黄、质黏稠、无臭味，面色苍白或萎黄，神疲纳少，舌质淡，苔白或腻，脉缓弱。

◎ 五味消毒饮

【材料】 蒲公英 30 克，金银花 30 克，野菊花 30 克，紫花地丁 30

克，白术 12 克，泽泻 15 克，滑石 15 克，苍术 15 克，黄柏 15 克。

【制法】 将上药水煎。

【用法】 每日 1 剂，早、晚分服。

【功效】 清热解毒，排脓消结。适用于热毒壅结引起的子宫颈炎，症见白带色黄或呈脓性，质黏稠，臭秽难闻，伴有下腹坠胀，腰骶部酸痛，阴痒，小便短少，大便干结，舌红，苔黄厚而腻。

## 药茶

### ◎ 鱼腥草蛇舌饮

【材料】 鱼腥草 12 克，白花蛇舌草 12 克。

【制法】 将上药水煎。

【用法】 每日 1 剂，分早、中、晚 3 次服。

【功效】 清热解毒，消炎祛火。适用于肝经湿热型子宫颈炎。

### ◎ 佛手玫瑰茶

【材料】 佛手 10 克，玫瑰花 10 克，败酱草 40 克。

【制法】 将上三味洗净后一起放入砂锅，加水 300 毫升，水煎取汁。

【用法】 代茶饮，每日 2 次。

【功效】 行气活血。适用于气滞血瘀型急性子宫颈炎。

### ◎ 车前草马齿苋茶

【材料】 马齿苋 30 克，车前草 30 克。

【制法】 将上两味洗净，一起放入砂锅中，加水 300 毫升浸泡 10 分钟，煎汤。

【用法】 代茶饮，可连服。

【功效】 清利湿热。适用于湿热型急性子宫颈炎。

### ◎ 刺苋根茶

【材料】 刺苋根 30 ~ 60 克，冰糖适量。

【制法】 将刺苋根洗净切碎，放砂锅内煎取汁液，去渣，调入冰糖。

【用法】 每日饮用 1 次。

【功效】 清热解毒，利湿止带。适用于湿热型慢性子宫颈炎。

◎ 半边莲蒲公英茶

【材料】 蒲公英 30 克，半边莲 40 克，白花蛇舌草 30 克，金银花 50 克，葱 15 克，红糖适量。

【制法】 将蒲公英、半边莲、白花蛇舌草、金银花、葱洗净，放入锅，加清水适量，大火煮沸后改小火煲 1 小时，去渣取汁，加红糖调味。

【用法】 频频饮服。

【功效】 清热，解毒，利湿。适用于湿热型慢性子宫颈炎。

◎ 冬瓜子茶

【材料】 冬瓜子 90 克，冰糖 90 克。

【制法】 将冬瓜子捣烂，加等量冰糖和水煎。

【用法】 早、晚各服 1 次。

【功效】 清肺化痰，排脓利水。适用于子宫颈炎。

药粥

◎ 马齿苋粥

【材料】 鲜马齿苋 50 克，粳米 60 克。

【制法】 将鲜马齿苋洗净，切成 3 厘米长的节待用。粳米淘净，加水 600 毫升，煮沸 10 分钟后放入马齿苋熬至粥熟。

【用法】 每日食用 1 次。

【功效】 清热解毒。适用于湿热型慢性子宫颈炎。

◎ 金银花葛根粥

【材料】 金银花 30 克，葛根 30 克，菊花 15 克，粳米 100 克，冰糖适量。

【制法】 将金银花、菊花、葛根放入砂锅，加水5碗，煮沸20分钟后取汁去渣，用药汁与粳米慢火煮粥，粥成后加入冰糖适量调味。

【用法】 温热食用，每日3～4次，连用3～5日。

【功效】 清热解毒。适用于湿热型慢性子宫颈炎。

### ◎ 槐花冬瓜仁粥

【材料】 槐花10克，冬瓜仁20克，薏苡仁30克，粳米50克。

【制法】 将槐花、冬瓜仁加水1000克，煎成浓汤后去渣，再放入薏苡仁和粳米，同煮成粥。

【用法】 每日服食1次。

【功效】 清热利湿。适用于湿热型急性子宫颈炎。

### ◎ 清宫止带粥

【材料】 土茯苓30克，薏苡仁20克，山药50克，粳米100克。

【制法】 先水煎土茯苓，去渣取汁，再将后三味加入，煎熬成粥即可。

【用法】 上为1日量，分早、晚温服，连服1周。

【功效】 清热解毒，利湿止带。适用于子宫颈急、慢性炎症，症见带下量多，色黄味臭，伴小腹胀痛，或发热口渴者。

### ◎ 山药莲子粥

【材料】 山药90克，莲子15克，糯米50克。

【制法】 将山药洗净切片，与莲子、糯米共入锅，加水适量，文火煮至米熟汤稠。

【用法】 上为1日量，每晨煮服，空腹顿服，可长期食用。

【功效】 健脾补肾，祛湿止带。适用于脾虚肾亏型子宫颈炎，症见带下量多，色白质稀薄。

## ◎ 三味莲子粥

【材料】莲子 30 克，山药 30 克，薏苡仁 30 克，粳米 50 克，白糖适量。

【制法】将莲子用温水浸泡后去皮、心。将上药加清水适量，旺火烧沸转文火煮成粥，加入白糖调味。

【用法】佐餐服用，每日 2 次。

【功效】健脾渗湿，益肾涩精，清热排脓。适用于白带异常的子宫颈炎患者。

## 药汤

## ◎ 白芷墨鱼汤

【材料】墨鱼 250 克，白芷 12 克，煅牡蛎 30 克，红枣 4 枚。

【制法】将墨鱼剖开，洗净，肉及内贝壳留用；白芷、红枣（去核）洗净；煅牡蛎用煲汤袋装好。把全部用料放入锅，加清水适量，大火煮沸后，小火煲约 2 小时，调味。

【用法】佐餐食用。

【功效】收敛止带。适用于肾虚失摄型慢性子宫颈炎。

## ◎ 白果薏苡仁猪小肚汤

【材料】白果 10 个，生薏苡仁 30 克，猪小肚 3 个。

【制法】将白果去壳，洗净；生薏苡仁拣去杂质，洗净，用铁锅炒至微黄；猪小肚剪开，把精盐放猪小肚上，反复揉搓，再用清水冲洗干净至无尿味为止。把全部用料一起放入砂锅，加清水适量，大火煮沸后，小火煮 3 小时，调味即成。

【用法】隔日 1 次，4 ~ 5 次为 1 个疗程，佐餐或随意饮用。

【功效】健脾利湿止带。适用于慢性子宫颈炎。

◎ 白黄鲫鱼汤

【材料】 鲫鱼 250 克，白果 12 克，黄豆 30 克，生姜 4 片。

【制法】 将白果（去壳）、生姜洗净；黄豆洗净，用清水浸 1 小时；鲫鱼活剖，去鳞、鳃、肠脏，洗净。把全部用料放入锅，加清水适量，大火煮沸后，改小火煲 2 小时，调味。

【用法】 佐餐食用。

【功效】 健脾祛湿，收敛止带。适用于脾虚湿盛型慢性子宫颈炎。

◎ 当归羊肉汤

【材料】 羊肉 250 克，当归 15 克，怀山药 30 克，艾叶 10 克，大枣肉 25 克，生姜 5 片。

【制法】 将羊肉洗净，切块，用滚水焯去膻味；当归、怀山药、艾叶、生姜、大枣肉洗净。把全部用料放入锅，加清水适量，大火煮沸后改用小火煲 3 小时，调味。

【用法】 佐餐食用。

【功效】 补血养肝，温经止痛。适用于慢性子宫颈炎。

◎ 鱼腥草猪肺汤

【材料】 鲜鱼腥草 60 克，猪肺约 200 克，精盐适量。

【制法】 将猪肺切成块状，用手挤洗去除泡沫，加清水适量煲汤，用精盐少许调味。

【用法】 饮汤食猪肺。

【功效】 清热解毒。适用于急性子宫颈炎。

◎ 马齿苋汤

【材料】 猪瘦肉 250 克，马齿苋 30 克，芡实 30 克。

【制法】 将马齿苋、芡实、猪瘦肉洗净，一起放入锅，加清水适量，大火煮沸后，改小火煲 2 小时，调味。

【用法】 佐餐食用。

【功效】清热解毒，祛湿止带。适用于湿热型急性子宫颈炎。

## ◎ 薏黄鹌鹑汤

【材料】肥嫩鹌鹑1只（重约100克），薏苡仁30克，黄柏12克，苍术6克。

【制法】将肥嫩鹌鹑活宰，去毛、内脏，洗净；薏苡仁炒至微黄，去火气，备用；黄柏、苍术洗净。把全部用料放入锅，加清水适量，大火煮沸后，小火煲约2小时，调味即可服用。

【用法】佐餐食用。

【功效】清热解毒，利水止带。适用于湿热型子宫颈炎。

## ◎ 鸡冠花瘦肉汤

【材料】鸡冠花20克，猪瘦肉100克，红枣10个。

【制法】将鸡冠花、红枣（去核）、猪瘦肉洗净。把全部用料一起放入砂锅，加清水适量，大火煮沸，改小火煮30分钟，调味即可。

【用法】随量饮用。

【功效】清热利湿止带。适用于湿热型子宫颈炎。

## ◎ 蒲公英瘦肉汤

【材料】猪瘦肉250克，蒲公英30克，生薏苡仁30克。

【制法】将蒲公英、生薏苡仁、猪瘦肉洗净，一起放入锅，加清水适量，大火煮沸后，改小火煲1～2小时，调味。

【用法】佐餐食用。

【功效】清热解毒，祛湿止带。适用于湿热型子宫颈炎。

## ◎ 山药甲鱼汤

【材料】甲鱼1只（300～500克），山药50克，米醋、食盐适量。

【制法】将甲鱼杀死去内脏，洗净切块，以米醋炒之，加山药共放入砂锅内水炖，肉熟后放食盐适量即可。

【用法】 上为 1 日量，食肉饮汤，隔日服 1 次，连服 5 次。

【功效】 健脾补肾，化湿止带。适用于体虚湿盛型子宫颈炎之白带量多、淋沥不断者。

## ◎ 仙人掌汤

【材料】 仙人掌肉质茎块连同果实鲜品 80 克，猪瘦肉 70 ~ 90 克。

【制法】 将上两味加烹调佐料入锅，隔水炖服。

【用法】 佐餐服用。

【功效】 清热解毒。适用于子宫颈炎。

# 保健菜肴

## ◎ 白果莲子乌鸡

【材料】 白果 6 克，莲子 15 克，糯米 50 克，乌鸡 1 只。

【制法】 将白果、莲子研末，乌鸡去毛及内脏，洗净后将白果、莲子纳入鸡腹内和米同入砂锅内，加水适量，慢火煮至鸡熟烂。

【用法】 食肉饮粥，顿服。

【功效】 补虚养血，健脾止带。适用于子宫颈炎，症见下元虚损，带下量多，绵绵不断，或赤白带下等。

## ◎ 韭菜炒羊肝

【材料】 韭菜 150 克，羊肝 200 克。

【制法】 将韭菜洗净，切成长 3 厘米的节；羊肝洗净切片。把锅烤热，下清油烧沸后放入羊肝翻炒，将熟时放入韭菜与调料。

【用法】 佐餐食用，每日 1 次。

【功效】 补肾壮阳。适用于肾阳虚之慢性子宫颈炎。

## ◎ 黄花菜烩猪腰

【材料】 猪腰 500 克，黄花菜 50 克。

【制法】 将猪腰洗净后去膜，切成腰花块；黄花菜泡发后，撕成小条备用。用植物油先炒腰花至变色，熟透时放入黄花菜及调料。

【用法】 佐餐食用，每日 1 次。

【功效】 滋阴补益肝肾。适用于慢性子宫颈炎。

## ◎ 芡实老鸭煲

【材料】 鲜老鸭 250 克，芡实 30 克，陈皮 3 克。

【制法】 将鲜老鸭肉割去油脂，洗净，斩块，下油锅略爆黄，备用；芡实、陈皮洗净。把全部用料放入锅，加水适量，大火煮沸后，小火煲 2 ~ 3 小时，调味。

【用法】 佐餐食用。

【功效】 补益脾肾，固涩止带。适用于慢性子宫颈炎。

## ◎ 豉汁蒸蛤

【材料】 文蛤肉 200 克，豆豉 15 克，大蒜 10 克，白糖、精盐、植物油各适量。

【制法】 将文蛤肉用清水洗去泥沙；大蒜去皮，豆豉洗净，混合后共捣烂如泥。把文蛤肉、豆豉、大蒜共放碟内，加白糖、精盐、植物油适量混匀，小火隔水蒸熟即成。

【用法】 随量食用。

【功效】 清热利湿止带。适用于湿热型急性子宫颈炎。


## 熏洗坐浴

### ◎ 方1

【组方】 蛇床子 30 克，苦参 30 克，枯矾 15 克，黄柏 10 克。

【用法】 上药用水煎，先熏洗后坐浴阴部。

### ◎ 方2

【组方】 苍术 15 克，百部 15 克，蛇床子 15 克，黄柏 15 克，苦参

15克，连翘15克，土槿皮15克，荆芥10克，枯矾5克。

**【用法】** 以上诸药加水1000毫升浓煎成250毫升药液，滤汁去渣后，待药温时灌入阴道冲洗。每日1~2次，6日为1个疗程。

◎ 方3

**【组方】** 黄菊花60克。

**【用法】** 上药加水1000毫升，煎煮成500毫升药液，滤汁去渣后，灌入阴道冲洗器或大号注射针筒，冲洗阴道。每日1~2次，10次为1个疗程。

◎ 方4

**【组方】** 鱼腥草90克，甘草15克。

**【用法】** 以上诸药水煎冲洗阴道，每日1次，10次为1个疗程。

◎ 方5

**【组方】** 紫花地丁30克，野菊花30克，半枝莲30克，黄柏30克。

**【用法】** 以上诸药煎汤冲洗阴道或棉球浸药液塞入阴道，每日1次。

◎ 方6

**【组方】** 蛇床子15克，黄柏15克，苦参15克，贯众15克。

**【用法】** 上述药材煎水后冲洗阴道，每日1次，7日为1个疗程。

◎ 方7

**【组方】** 仙人掌鲜品全草100克，食盐适量。

**【用法】** 将仙人掌捣碎，加食盐少许煎液，先熏后洗，经期停用。10日为1个疗程。

◎ 方8

**【组方】** 苦参20克，黄柏20克，百部20克，野菊花30克，蛇床子 30 克，枯矾 12 克。

【用法】 水煎，去渣，取药汁，先熏，后洗，每日 2 次，7 日为 1
个疗程。月经期间停用。

◎ 方 9

【组方】 苦参 30 克，蛇床子 15 克，生百部 15 克，野菊花 20 克，
枯矾 10 克。

【用法】 每日 1 剂，水煎取汁，热时熏洗，温凉坐浴，每次 10 分
钟，每日 2 ～ 3 次，10 次为 1 个疗程。

搽药

◎ 方 1

【组方】 鲜猪胆汁 1 个，白矾 9 克。

【用法】 将白矾放入猪胆汁内，阴干或烘干，研末，过筛极细，备
用。一般轻者上药 5 次即愈，重者上药 10 次。

◎ 方 2

【组方】 紫花地丁 15 克，黄柏 15 克，蚤休 15 克，蒲公英 12 克，
黄芩 10 克，黄连 10 克，生甘草 10 克，儿茶 1 克，冰片 0.4 克。

【用法】 将上药共研成极细末。涂撒于子宫颈患处，隔日 1 次，7
次为 1 个疗程。月经期间停用。

坐药

◎ 方 1

【组方】 妇宁栓，每粒重 1.6 克。

【用法】 每晚睡前冲洗阴道，将妇宁栓 1 枚送入阴道深部，而后将核
桃大小的无菌棉球送入阴道口，以防药液外流。适用于湿热型子宫颈炎。

## ◎ 方2

【组方】苦参栓，每粒重 1.2 克。

【用法】每晚 1 粒，塞入阴道深处。适用于湿热型子宫颈炎。

## ◎ 方3

【组方】枯矾 3 克，蛇床子 6 克。

【用法】将上药共研细末，用蜡调和成丸，如弹子大小，以消毒纱布包裹塞入阴道，每日一换，至愈。适用于子宫颈炎之虚证。

## 按摩

## ◎ 方1

【取穴】中极、三阴交、阴陵泉、次髎或八髎。

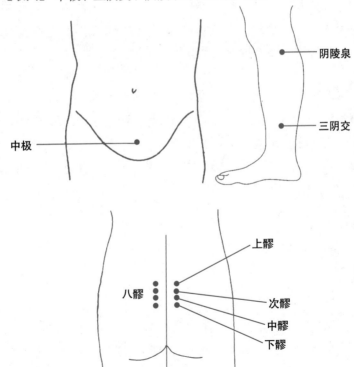

【操作方法】 取仰卧位，用拇、食指按顺时针方向按揉中极
300～500次，然后取俯卧位，按顺时针方向揉八髎300～500次，可
用拇指、食指或手掌根揉；以拇指按揉阴陵泉、三阴交400次左右。

◎ 方2

【按摩部位】 小腹部、大腿内侧、痛点、腰骶部。

【操作方法】 先把手掌搓热，然后用手掌向下推摩小腹部数次，再
用手掌按摩大腿内侧数次，痛点部位多施手法，以有热感为度。最后用
手掌揉腰骶部数次后，改用搓法2～3分钟，使热感传至小腹部。

耳压

【取穴】 主穴：卵巢、肝、脾、肾、角窝中、三焦、内分泌、肾上
腺。配穴：腹、腰骶椎、艇中。

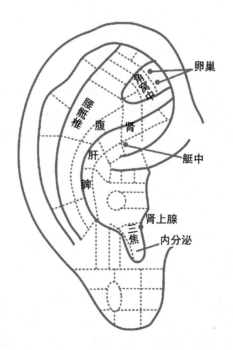

【操作方法】主穴全选，配穴选 2 ~ 3 个，用王不留行籽贴压在敏感点上，取一侧耳穴，两耳交替进行，每间隔 2 ~ 3 日换 1 次，7 次为 1 个疗程，休息 3 ~ 5 日。

## 艾灸

【取穴】关元、肾俞、带脉、足三里、阴陵泉、三阴交。

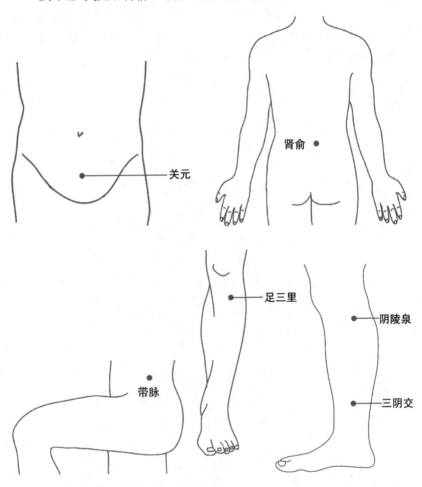

【操作方法】用艾条温和灸，每次 15 ~ 30 分钟，每日 1 次。

## 子宫颈炎久拖不治的危害有哪些?

（1）导致流产　导致流产的一个病因就是慢性子宫颈炎的发生。子宫颈炎使组织变化，弹性下降，会使产程不顺利；严重的子宫颈炎还会影响性生活。

（2）导致并发症　当患了慢性子宫颈炎后，会造成其他器官炎症，如慢性子宫颈炎的病原体可以上行造成子宫内膜炎；可以通过宫旁韧带、淋巴管蔓延引起慢性盆腔炎；当炎症波及膀胱三角区，可引起泌尿系统的疾病而出现尿痛、尿频或排尿困难等刺激症状。

（3）导致女性不孕　由于许多女性急性子宫颈炎症状不太明显，一般常被忽略而直接发生慢性子宫颈炎。临床资料显示，阴道分泌物过多的患者，20%～25%是由子宫颈炎所致。由于子宫颈位于子宫和阴道的交界处，是精子进入输卵管和卵子结合的必经之路，一旦细菌感染发生炎症，就会表现为宫颈糜烂、宫颈肥大、宫颈息肉和宫颈腺体囊肿，使子宫颈管内黏稠脓性白带增多，根据病原体、炎症范围及程度的不同，白带可呈乳白色黏液状，也可呈淡黄色脓性，有时呈血性或性交后出血。不断增多的白带就会成为不可逾越的障碍，不利于精子穿透子宫颈管，妨碍精子与卵子的结合，从而导致不孕。

（4）引发癌变　慢性子宫颈炎是女性生殖器官炎症中最常见的一种，发病率高，约占已婚妇女的半数以上，而且与子宫颈癌的发生有一定关系。根据普查报告，子宫颈无糜烂者有0.39%患子宫颈癌，而患子宫颈糜烂者却有2.5%患子宫颈癌，说明积极治疗慢性子宫颈炎，对保障妇女健康及防治子宫颈癌有着重大的意义。

十二

宫颈糜烂

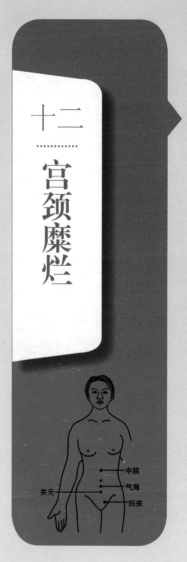

宫颈糜烂是妇科门诊常见病、多发病，凡有性生活史的女性，几乎60%～80%都存在不同程度的宫颈糜烂。宫颈糜烂并不是真正意义上的糜烂，是慢性子宫颈炎的一种表现形式，当子宫颈外口表皮脱落后被子宫颈口另外一种上皮组织所代替，覆盖面的新生上皮菲薄，甚至可以看到下方的血管和红色的组织，看上去就像糜烂。宫颈糜烂可分为假性糜烂和病理炎性糜烂。假性糜烂仅在青春期、妊娠期等特殊生理时期出现，主要由于雌激素水平升高而导致子宫颈管柱状上皮增生并外移，可见子宫颈外口呈红色细颗粒状，除此之外其他的宫颈糜烂均属于炎性糜烂。炎性糜烂按糜烂面积的大小可分为轻、中、重三度：糜烂面积小于整个子宫颈面积 1/3 时为轻度；糜烂面积占子宫颈面积的 1/3～2/3 为中度；糜烂面积占整个子宫颈面积 2/3 以上者为重度。

中医无本病名记载，因其以白带异常为主要临床症状，故属于"带下病"范畴。

## 病　因

1. 西医病因

（1）性活动过早、性伴侣过多。过早的性生活、频繁地更换性伴侣及性生活过频。

（2）不洁净的性生活环境，避孕套质量不过关。清洁过度也不好，使用较高浓度的消毒药液冲洗阴道，不仅会影响阴道正常菌群的生长，使其抑制病菌的作用下降，而且会造成不同程度的子宫颈上皮损伤，最终出现糜烂。

（3）多次的人工流产、诊断性刮宫、宫颈扩张术等妇科手术所致损伤。

（4）常口服避孕药的妇女也可能患宫颈糜烂。

（5）月经周期过短，月经持续时间过长。有研究报道，月经周期≤ 20 日者患病率为 81.80%，≥ 20 日者患病率≤ 43.81%；月经持续日数≤ 2 日者患病率为 33.33%，≥ 8 日者患病率为 83.33%。

2. 中医病因

中医学认为，本病多因外感寒湿，或饮食不调，或劳倦内伤，房事不节，或七情内结等造成脾肾虚衰，肝失条达，湿、热、毒邪侵犯胞宫及任、带二脉，任带失约而见带下异常。

## 症　状

宫颈糜烂是慢性子宫颈炎病变过程中最常见的局部特征之一。由于受炎性分泌物浸渍，子宫颈鳞状上皮脱落，由子宫颈管的柱状上皮覆盖代替，即表现为宫颈糜烂。主要症状有：

（1）**白带增多**　白带增多为本病的主要症状，通常白带呈乳白色或淡黄色的脓性分泌物，有时为血性或夹杂血丝。

（2）**外阴痒痛**　阴道由于白带增多刺激可继发外阴炎或阴道炎而引起外阴阴道瘙痒疼痛。

（3）**下腹及腰骶部疼痛**　较重时可沿子宫骶韧带、主韧带扩散而导致盆腔结缔组织炎，引起下腹部或腰骶部疼痛，并伴有下坠感。

（4）**尿频或排尿困难**　当波及膀胱三角区或膀胱周围，可出现尿频或排尿困难。

## 预　防

轻症宫颈糜烂症状不明显，很难被患者自行发现，故需定期进行妇科检查，做到早发现、常监测、早治疗。

（1）定期检查。有性生活的女性由于失去了处女膜的天然屏障作用，病原体易于侵入，加之性生活的机械刺激，可能对子宫颈造成损伤，故建议每年进行一次全面的妇科体检，有宫颈糜烂的女性每年还要做一次宫颈 TCT 涂片检查。

（2）注意性生活卫生。由于性生活时阴茎直接与子宫颈接触，可将病原体带入阴道，直接感染子宫颈，引发糜烂；对已患宫颈糜烂的妇女来说，则可能加重其子宫颈炎症，可能使糜烂面扩大。因此，性生活前男女双方都要清洗外阴，男方尤其应注意清除包皮垢。注意控制性生活频率，杜绝多个性伴侣。

（3）注意各特殊时期的卫生保健，如月经期、妊娠期及产后期，机体抗病力差，应注意保持外阴清洁，杜绝经期性交。

（4）采取及时、有效的避孕措施，降低人工流产、引产的发生率，以减少子宫颈损伤和细菌感染的机会。

（5）凡月经周期过短、月经持续时间较长者，应积极治疗。

（6）避免使用各种清洁剂、洗剂频繁冲洗外阴和阴道。

（7）注意休息，加强锻炼，增强体质。

（8）稳定情绪，怡养性情，正确认识并积极治疗疾病，避免恐惧、焦急、烦躁心理，调畅身心，保持心情愉快。

# 调　养

中药方剂

◎ 益母川芎汤

【材料】益母草 60 克，车前子 30 克，地黄 15 克，当归 10 克，川芎 10 克，白芍 10 克，赤芍 10 克，甘草 10 克。

【制法】将上药加水煎沸 15 分钟，过滤取液，药渣再加水煎 20 分钟，滤过去渣，两次滤液兑匀。

【用法】 分早、晚 2 次服，每日 1 剂。

【功效】 清热解毒，活血化瘀。适用于宫颈糜烂。

◎ 土茯苓汤

【材料】 土茯苓 30 克，象牙屑 12 克，茵陈 15 克，木棉花 12 克，白花蛇舌草 30 克，莪术 15 克，知母 15 克，黄柏 12 克，败酱草 30 克，炒薏苡仁 30 克，蜀羊泉 12 克。

【制法】 将上药加清水早、晚各煎煮 1 次，取汁。

【用法】 每日 1 剂。早、晚各 1 次，温热口服。

【功效】 清热解毒，活血除疮。适用于宫颈糜烂。

◎ 党参芪麻汤

【材料】 党参 12 克，黄芪 30 克，升麻 15 克，柴胡 6 克，昆布 15 克，海藻 12 克，煅牡蛎 30 克（先煎），当归 10 克，续断 20 克，半枝莲 30 克，白术 10 克，白花蛇舌草 20 克，白芍 10 克。另用蜈蚣 9 克，全蝎 6 克，研粉，吞服，每日 2 次，每次 3 克。

【制法】 将上药加清水早、晚各煎煮 1 次，取汁。

【用法】 每日 1 剂。早、晚各 1 次，温热口服。

【功效】 补脾升提，清热解毒。适用于宫颈糜烂。

◎ 清宫止带丸

【材料】 金银花、牡丹皮、败酱草、车前子、青葙子、当归、白芍、益母草、香附、广木香、川楝子各适量。

【制法】 将上药制丸。

【用法】 口服，每次 9 克，每日 3 次，15 日为 1 个疗程。

【功效】 清热解毒。适用于宫颈糜烂。

## 药茶

### ◎ 五花茶

【材料】 葛花 10 克，鸡蛋花 10 克，金银花 10 克，槐花米 12 克，木棉花 10 克，甘菊花 10 克，甘草 10 克，生薏苡仁 10 克，白扁豆 10 克，冰糖适量。

【制法】 将葛花、鸡蛋花、金银花、槐花米、木棉花、甘菊花、甘草、生薏苡仁、白扁豆放入瓦锅内，加清水 10 碗浸约 10 分钟，用小火煮 1 小时，滤出药材，滤液中加入冰糖即成。

【用法】 每日 2 ~ 3 次，每次 1 小碗，连饮 7 ~ 10 日。

【功效】 清热解毒，消肿止痛。适用于宫颈糜烂。

## 药粥

### ◎ 银耳莲子糯米粥

【材料】 糯米 100 克，银耳 15 克，莲子 30 克，枸杞子、冰糖各适量。

【制法】 将糯米洗净，用水浸泡 4 小时；莲子洗净，用水浸泡 30 分钟；银耳用水泡软，洗净，撕小朵。水煮沸，放入糯米、莲子，用大火煮沸，再改用小火。熬成白粥。放入银耳，熬至软熟后，放入枸杞子、冰糖，煮匀。

【用法】 早、晚分食。

【功效】 补中益气，止泻，止虚汗，安神益心，健脾养胃，养血止血，滋阴补虚。适用于宫颈糜烂。

### ◎ 胡萝卜牛肉黄米粥

【材料】 黄米 100 克，牛肉 50 克，胡萝卜 50 克，洋葱 50 克，盐 8 克，姜 10 克。

【制法】 将黄米洗净，浸泡 2 小时；胡萝卜洗净，切成碎丁；牛肉洗净切碎；洋葱洗净切碎，姜洗净切碎。将黄米、胡萝卜、洋葱放入锅内，加水大火煮沸后换小火煮至黄米开花。加牛肉、姜末煮熟，调入盐即可。

【用法】 早、晚分食。

【功效】 补中益气，滋养脾胃。适用于宫颈糜烂，改善气血两亏、体虚消瘦、腰膝酸软、胃寒等症。

### ◎ 桑白皮芝麻粥

【材料】 桑白皮 60 克，黑芝麻 60 克，粳米 50 克，白糖 10 克。

【制法】 将前三味淘洗干净后一同捣碎，同放入砂锅内，加水适量，用大火烧开后转用小火熬煮成稀糊状，加入白糖调味。

【用法】 早、晚分食。

【功效】 滋补肝肾，养阴抗癌。适用于肝肾阴虚型宫颈糜烂。

### ◎ 薏仁全蝎粥

【材料】 薏苡仁 50 克，全蝎 9 克（打碎），粳米 50 克，夏枯草 15 克（纱布包裹，磨碎）。

【制法】 将薏苡仁、粳米淘洗干净，与全蝎、夏枯草同入锅内，加水适量，大火煮沸，改小火煮成稠粥即成。

【用法】 早、晚分食。

【功效】 清热化湿，祛痹解毒，抗癌。适用于湿热瘀毒型宫颈糜烂。

### ◎ 箬竹叶粥

【材料】 箬竹叶 60 克，粳米适量。

【制法】 将箬竹嫩叶先煮去渣取汁，加粳米后再加适量清水煮粥即成。

【用法】 每日 1 剂，早、晚服用。

【功效】 解毒消肿，止痛止血。适用于宫颈糜烂。

◎ 黄芪当归粥

【材料】 黄芪 50 克，当归 15 克，粳米适量。

【制法】 将黄芪、当归水煎取汁煮粥。

【用法】 佐餐服用。

【功效】 补气生血。适用于宫颈糜烂之体虚乏力，亦适用于宫颈糜烂经各类物理治疗之后的体虚乏力。

## 药汤

◎ 人参鸡汤

【材料】 人参 5 克，母鸡 1 只（约 500 克）。

【制法】 将母鸡宰杀去杂。在煮鸡时将人参同时放入，炖煮至鸡熟。

【用法】 喝汤食鸡肉。

【功效】 补脾益肺，生津止渴，安神定志，补气生血。适用于各类宫颈糜烂伴有赤白带下。

◎ 当归羊肉汤

【材料】 羊肉 500 克，当归 50 克，生姜 3 克。

【制法】 将上三味同入锅，用文火炖至羊肉熟烂。

【用法】 饮汤食羊肉。

【功效】 补虚劳，祛寒冷，温补气血。适用于宫颈糜烂，症见恶寒，舌淡，贫血。

◎ 鱼腥草煲猪肺汤

【材料】 鲜鱼腥草 60 克，猪肺 200 克。

【制法】将猪肺挤洗去除泡沫，切成块状。将猪肺与鱼腥草放入锅，加清水适量煲汤，用食盐少许调味。

【用法】饮汤食猪肺。

【功效】清热，解毒，消肿。适用于宫颈糜烂。

## 保健菜肴

### ◎ 鞭草蒸猪肝

【材料】鲜马鞭草 60 克（干品 30 克），猪肝 60 ~ 100 克。

【制法】将马鞭草洗净切成小段，猪肝切片，混匀后用瓦碟载之，隔水蒸熟服食。

【用法】佐餐服用，每日 1 次。

【功效】解毒生肌。适用于宫颈糜烂。

### ◎ 山楂煨鲍鱼

【材料】鲍鱼 50 克，生山楂 10 个。

【制法】将山楂、鲍鱼同入锅，煨至鲍鱼烂，即可。

【用法】食鲍鱼饮汤。

【功效】活血化瘀调经。适用于宫颈糜烂并有阴道流血。

## 熏洗

### ◎ 方 1

【组方】狼毒 200 克，茯苓 50 克，生甘草 50 克，车前子 100 克。

【用法】上药煎取 500 毫升，经纱布滤液后冲洗阴道。每日 1 次。

### ◎ 方 2

【组方】苦参 3 克，大黄 15 克，黄柏 15 克，贯众 15 克，苍术 15

克，生甘草 10 克，白芷 10 克。

【用法】水煎，每日 1 剂，冲洗阴道 2 次。

◎ 方 3

【组方】千里光 20 克，虎杖 20 克，黄柏 20 克，车前子 20 克，白果 20 克，当归 30 克，野菊花 30 克，蒲公英 30 克。

【用法】上药水煎沸后，再煎 15 分钟，以此煎液冲洗阴道及患处，1 日 3 次。一般 3 ～ 7 日即见效。

◎ 方 4

【组方】苦参 20 克，白鲜皮 20 克，蛇床子 20 克，土茯苓 15 克，黄柏 15 克，川椒 6 克。

【用法】以上诸药加水 1500 毫升，煎煮 25 分钟，滤汁去渣后，趁热熏于外阴，待药温稍烫时洗浴患处。每日 1 剂，每日 2 次，15 日为 1 个疗程。

◎ 方 5

【组方】苦参 30 克，生百部 30 克，蛇床子 30 克，白头翁 30 克，土茯苓 30 克，黄柏 30 克。

【用法】以上诸药水煎，先熏后洗。每日 2 次，每次 20 分钟。

◎ 方 6

【组方】艾叶 15 克，白矾 6 克。

【用法】以上诸药水煎，熏洗患部。每日 1 ～ 2 次，每次 20 分钟。

◎ 方 7

【组方】鹤虱 30 克，苦参 15 克，狼毒 15 克，蛇床子 15 克，当归尾 15 克，威灵仙 15 克。

【用法】 以上诸药加入清水煮煎后，过滤去渣取汁，倒入盆内，先熏后洗外阴部。每日 2 次，每次 20 分钟。

### ◎ 方 8

【组方】 红花 30 克，金银花 30 克，五倍子 30 克，蒲公英 30 克，鱼腥草 30 克，生黄柏 15 克，川黄连 15 克。

【用法】 以上诸药水煎后过滤取汁，倒入盆内先熏后洗阴部。每次 20 分钟，每日 2 次。

### ◎ 方 9

【组方】 蛇床子 15 克，百部 15 克，苦参 15 克，川黄柏 15 克。

【用法】 以上诸药加清水适量，水开后，继续煎煮 5 ~ 10 分钟，将药液倒入盆内，趁热先熏后洗外阴、阴道。每日熏洗 1 ~ 2 次。

### ◎ 方 10

【组方】 蚤休 90 克，土茯苓 90 克，苦参 90 克，黄柏 45 克，大黄 45 克，龙胆草 30 克，萆薢 30 克，枯矾 15 克。

【用法】 将上药加清水适量，煎沸 5 ~ 10 分钟后，将药液倒入盆内，趁热先熏后洗外阴。每日 1 剂，每日早、中、晚各 1 次。

**搽药**

### ◎ 方 1

【组方】 五倍子 100 克。

【用法】 将五倍子研细末，用温水调成糊状涂患处，每日 1 次，10 日为 1 个疗程。适用于各型宫颈糜烂。用药期间禁房事。

## ◎ 方 2

【组方】 雄黄 0.25 克，黄连 5 克，冰片 0.05 克，白矾 1 克，胡粉 0.5 克。

【用法】 将上药共研极细末，装瓶密封后高压消毒制得二黄散。月经干净 2 ～ 3 日后开始用药。使用时将二黄散药粉喷敷于宫颈糜烂面上，敷药后卧床休息 1 ～ 2 小时，隔日 1 次，7 次为 1 个疗程，可连用 1 ～ 4 个疗程。适用于各型宫颈糜烂。

## ◎ 方 3

【组方】 蛇床子、苦参、枯矾、乳香、没药各等份，冰片 1/3 量。

【用法】 将上药共研细末制得蛇床苦参散，置于喷瓶中备用。月经干净 2 ～ 3 日后开始用药。充分暴露子宫颈后以 0.5% 甲硝唑液棉球擦拭子宫颈阴道壁，将散剂充分覆盖在宫颈糜烂面，隔日 1 次，10 次为 1 个疗程。适用于宫颈糜烂合并阴道炎。

## 坐药

## ◎ 方 1

【组方】 苦杏仁和麻油按 1 ∶ 5 比例配制。

【用法】 先将苦杏仁捣烂，麻油加热至沸腾后将杏仁泥倒入，稍加搅拌后立即关火，密闭静置，冷却后过滤去渣即制得杏仁油。于月经干净后 3 日或人流术后阴道出血停止 3 日后开始，将浸渍杏仁油的带线棉球塞入阴道深处，24 小时后取出，隔日 1 次，7 次为 1 个疗程。用药期间禁止同房及坐浴，月经期间应停用。需注意苦杏仁有小毒，每日用量控制在 9 克以内。适用于各型宫颈糜烂。

## ◎ 方 2

【组方】 紫草、香油各适量。

**【用法】** 将紫草放入香油中，浸渍7日。或将香油煮沸，将紫草泡入沸油中，成玫瑰色即可。每日1次，涂于子宫颈，外用带线棉球塞于阴道内，次日取出。

## ◎ 方3

**【组方】** 黄矾9克，五倍子30克，金银花6克，生甘草6克。

**【用法】** 将上药共研细末，撒于带线棉球上。将带线棉球敷于子宫颈，24小时自行取出。每周2次，4次为1个疗程。适用于宫颈糜烂。

---

♥ 爱心小贴士

### 忽视宫颈糜烂治疗有哪些危害？

（1）宫颈糜烂如不及时治疗可能会导致各种病变。

（2）慢性炎症的长期刺激，使子宫颈肥大。

（3）子宫颈管局部的黏膜增生，子宫有排除异物的倾向，使增生的黏膜向子宫颈外口突出，就会形成子宫颈息肉。

（4）在宫颈糜烂愈合的过程中，新的细胞使子宫颈腺体分泌物受阻易形成囊肿。

（5）有宫颈糜烂的女性，子宫颈癌发生率高于普通人群10倍，在长期慢性炎症的刺激下，子宫颈管增生而来的柱状上皮可发生非典型增生，如果得不到及时正确的治疗，就会逐渐向子宫颈癌前病变方向发展，因此宫颈糜烂需要早期、及时治疗。以防止扩大蔓延引起其他疾病。

十三

子宫颈癌

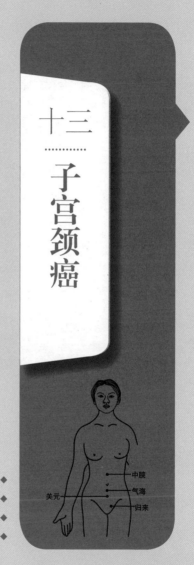

中脘

气海

关元

归来

子宫颈癌是指发生在子宫颈阴道部及子宫颈管的恶性肿瘤，在女性恶性肿瘤发病率中居首位。发病率随年龄而增长，绝经期后逐渐下降。子宫颈癌初期称为浸润前期，又称原位癌，好发于 30～40 岁的妇女。子宫颈癌浸润期则常见于 40～50 岁妇女，即从原位癌发展为浸润癌需 5～10 年时间。临床出现症状的浸润期子宫颈癌的自然存活期为 3～5 年。子宫颈癌是一种对妇女身体健康危害极大的疾病。患病后其发展进程较难得到有效控制，因而对本病应加强监测，从控制疾病的发生入手，避免接触有致癌作用的物质，按时进行妇女身体的普查，以做到早期发现、早期治疗。

## 病　因

1. 西医病因

到目前为止，本病的病因仍没有十分明确。可疑病因主要有以下几方面：

（1）病毒是目前较被重视的一个因素，近年来发现Ⅱ型疱疹病毒、乳头瘤病毒及巨细胞病毒感染与子宫颈癌的发生有密切的关系。

（2）本病与婚育过早，生产过多，造成宫内感染及子宫颈裂伤有一定关系。

（3）宫颈糜烂者的子宫颈癌发生率显著高于无宫颈糜烂者。子宫颈裂伤引起外翻是产生子宫颈癌的病理基础。分娩创伤所致的子宫颈裂伤，若未当即缝合，以后瘢痕组织收缩引起子宫颈管内膜外翻，由于生理环境的改变及继发感染，可引起上皮增生，不典型增生中一部分最终发展为癌。

（4）性激素分泌失调，如雌激素分泌过多等。

（5）长期精神压抑、情绪低沉等，都有可能导致子宫颈癌。

（6）长期接触有毒及致癌物质，亦是导致本病的重要原因。

（7）极少数子宫颈癌来自子宫颈息肉恶变。

2. 中医病因

中医学认为，本病系湿热温毒侵犯子宫胞门所致。邪之所凑，其气必虚。湿热毒邪侵袭子宫，与肝、肾、脾、胃的整体功能失调有关，与气血阴阳的失调也有联系。若上述脏腑功能强健正常，则湿热温毒在正气抵御下仅出现局限性病理改变，反之则浸淫发展，扩及其他部位，导致气血阴阳虚实兼夹的各种变证。

## 症　状

原位癌及早期浸润癌尚无任何症状，多在普查中发现，典型者表现为：

（1）**白带异常**　多数子宫颈癌患者有不同程度的阴道分泌物增多。初期量不多，随着癌组织溃破，可产生浆液性分泌物；晚期癌组织坏死、感染，则出现大量脓性或米汤样恶臭白带。

（2）**阴道不规则流血**　早期表现为少量血性白带及接触性或排便后阴道少量流血，也可能有经间期或经后少量不规则出血；晚期癌肿侵蚀大血管后可引起致命的大量阴道流血。长期的反复出血可继发贫血。

（3）**疼痛**　晚期子宫颈旁组织明显浸润，累及盆壁闭孔神经、腰骶神经时，可出现严重、持续的腰骶部或下肢疼痛。当癌瘤压迫髂淋巴管或髂血管时，可引起回流阻碍，下肢肿胀疼痛。若癌肿压迫输尿管，引起输尿管及肾盂积水，则腰区胀痛不适；发生输尿管痉挛时出现肾绞痛。

（4）**其他症状**　子宫颈癌晚期侵犯膀胱时，可引起尿频、尿痛或血尿。如两侧输尿管受压阻塞，则可引起尿闭及尿毒症，是致死的主要原因之一。当癌肿向后蔓延压迫或侵犯直肠时，常有里急后重、便血或排便困难。肺转移时可出现胸痛、咳嗽、咯血。骨转移则可引起局部持续性疼痛。

## 预　防

（1）**针对病因进行预防**　①避免接触过多致癌物，如环境中过多的致癌化学物质、放射性元素等。②避免早婚、早孕、多孕，减少子宫感染及遭受创伤的机会。③积极治疗激素分泌失调所引起的疾病，并避免食入或其他途径摄入雌激素等性激素。④积极防治与子宫颈癌有关的疾病，如加强围产期保健，积极治疗慢性子宫颈炎、宫颈糜烂等。配偶切除过长包皮。⑤保持乐观向上的心理状态能帮助机体增强抗病能力。

（2）**积极参加体育锻炼，增强体质**　目前尚未见有体育锻炼能预防癌症的报道，但从保健学和中医学角度看增强体质对身体各脏器的抗病能力有较大帮助，且对人体气血阴阳保持正常有很好的辅助功能。

（3）**坚持防癌普查工作，定期开展广泛深入的普查**　对 35～64 岁妇女定期进行宫颈细胞学筛查，做到早期发现、早期诊断和早期治疗。

## 调　养

**中药方剂**

◎ **蜀羊泉散加味**

【材料】　蜀羊泉 15 克，红地榆 10 克，白花蛇舌草 30 克，半枝莲 15 克，土茯苓 30 克，苍术 9 克，龙葵 6 克，生薏苡仁 15 克，五灵脂 10 克，山楂 10 克，川续断 10 克，炒蒲黄 6 克（包煎），生黄芪 15 克。

【制法】　将上药水煎。

【用法】　每日 1 剂，分次服用。

【功效】　清热解毒，化瘀利湿。适用于湿热瘀毒型子宫颈癌，症见早期表现为不规则阴道出血，白带增多，或黄白带下；晚期则为不规则阴道出血，带下量多，如污水样或脓血样，有恶臭，下腹痛，腰骶痛。纳少神疲，苔黄腻，脉小滑数。

## ◎ 真武汤合蜀羊泉散

【材料】 制附片6克，党参15克，白术10克，炮干姜5克，茯苓30克，白芍10克，鹿角霜10克，黄花15克，蜀羊泉15克，白花蛇舌草15克，五灵脂10克，炒蒲黄6克（包煎）。

【制法】 将上药水煎。

【用法】 每日1～2剂，分次服用。

【功效】 温阳利湿，佐以消化。适用于湿热瘀毒兼阳虚型子宫颈癌，症见湿热瘀毒证表现外，尚有腰腿酸楚，两腿沉重，形寒怕冷，面浮足肿，脉细，苔白腻。

## ◎ 黑皮膏

【材料】 鲜黑皮（隔山消）500克，鲜百部500克，鲜三百草500克，鲜万年青500克，鲜萱草根500克，鲜佛甲草750克，鲜白蔹750克，鲜天冬750克，鲜射干250克，百合250克，沙参250克，鲜薏苡根560克，木通90克，凤尾草120克，石韦150克，地榆300克，红枣2500克，红糖1500克，蜂蜜2000克。

【制法】 将上药水煎。

【用法】 每日1剂，分次服用。

【功效】 养阴清热，利湿解毒。适用于子宫颈癌。

## ◎ 龙蛇消瘤丸

【材料】 海龙1条，白花蛇2条，水蛭6克，虻虫6克，全蝎6克，蜂房9克，没药6克，黄柏6克，龙胆草15克，雄黄30克。

【制法】 将上药研末，金银花煎水泛丸，雄黄作衣。

【用法】 每日2次，连服3～5剂为1个疗程。

【功效】 清热解毒，逐瘀抗癌。适用于子宫颈癌。

## ◎ 宫颈1号煎

【材料】 鱼腥草30克，丹参15克，当归9克，牡蛎30克，大枣5个，白花蛇舌草60克，茜草9克，白茅根30克，党参15克，白术9克，赤芍9克，土茯苓9克。

【制法】 将上药水煎。

【用法】 每日1剂，分2次服用。

【功效】 清热渗湿，活血通络。适用于子宫颈癌。

## ◎ 二虫昆藻汤

【材料】 蜈蚣3条，全蝎6克，昆布24克，海藻24克，当归24克，续断24克，半枝莲24克，白花蛇舌草24克，白芍15克，香附15克，茯苓15克，柴胡9克。

【制法】 将上药水煎。

【用法】 每日1剂，分2次佐服云南白药2克。

【功效】 理气解郁，化痰解毒。适用于子宫颈癌。

## ◎ 桂桃苓丹汤

【材料】 桂枝9克，茯苓15克，牡丹皮12克，桃仁15克，赤芍12克，乳香6克，没药6克，昆布15克，海藻15克，鳖甲15克，小锯锯藤15克。

【制法】 将上药水煎。

【用法】 每日1剂，分2次温服。

【功效】 活血通经，软坚散结。适用于子宫颈癌。

## ◎ 利湿解毒汤

【材料】 当归尾20克，赤芍12克，苍术12克，猪苓12克，土茯苓60克，乳香10克，没药10克，金银花15克，生薏苡仁30克，槐花15克，冬瓜仁30克，青木香12克，全蝎6克，蜈蚣2条。

【制法】 将上药水煎。

【用法】每日 1 剂，分 2 次温服。

【功效】利湿解毒，活血化瘀。适用于湿热结毒之菜花型子宫颈癌。

## ◎ 柴胡四物加味汤

【材料】柴胡 6 克，当归 6 克，川芎 6 克，白芍 6 克，生地黄 6 克，椿根皮 6 克，白果 6 克。

【制法】将上药水煎。

【用法】每日 1 剂，分 2 次服。

【功效】补虚扶正，解毒化瘀。适用于瘀毒积聚胞宫，气血失调之子宫颈癌晚期。

## ◎ 三甲榆蜂汤

【材料】生黄芪 60 克，党参 15 克，龟甲 15 克，鳖甲 15 克，牡蛎 15 克，蜂房 10 克，蛇蜕 10 克，全蝎 10 克，地榆 15 克，荷叶 15 克，仙鹤草 30 克，茜草 15 克。

【制法】将上药水煎。

【用法】每日 1 剂，分 2 次温服。

【功效】益气滋阴，软坚散结。适用于子宫颈癌，症见白带增多，或白带有血丝，或断经后出血，或大量出血。

## ◎ 龙英汤

【材料】龙葵 13 克，白英 12 克，白茅根 12 克，旱莲草 12 克，半枝莲 15 克，薏苡仁 15 克，赤芍 9 克，女贞子 9 克，蜂房 6 克。

【制法】将上药水煎。

【用法】每日 1 剂，分 2 次温服。

【功效】清热解毒，止血凉血。适用于子宫颈癌。

## ◎ 仙蕊汤

【材料】生黄芪 30 克，当归 15 克，党参 15 克，生牡蛎 20 克，大蓟 15 克，小蓟 15 克，龟甲 15 克，鳖甲 15 克，白术 12 克，仙鹤草 30 克，贯众 15 克，山豆根 10 克，花蕊石 30 克，紫石英 15 克。

【制法】 将上药水煎。

【用法】 每日 1 剂，分 2 次温服。

【功效】 补气养血，滋阴软坚，凉血止血。适用于子宫颈癌，症见绝经期月经量反增多，或不规则阴道出血，或 1 个月内月经来几次。

## ◎ 紫石英汤

【材料】 党参 12 克，黄芪 15 克，鹿角片 9 克，紫石英 30 克，赤石脂 15 克，炒阿胶 6 克（烊冲），当归身 12 克，白芍 12 克，炮姜 3 克。

【制法】 将上药水煎。

【用法】 每日 1 剂，分 2 次温服。

【功效】 益气养阴，软坚消积。适用于子宫颈癌。

## ◎ 托毒丸

【材料】 黄芪 200 克，人参 100 克，当归 200 克，鹿角胶 100 克，生地黄 100 克，紫河车 100 克，山药 100 克，金银花 300 克。

【制法】 将上药共研为细末，制成小丸如绿豆大小。

【用法】 每服 9 克，每日 2 次，白开水送下。

【功效】 益气养血，扶正托毒。适用于子宫颈癌属正气虚衰的患者。

## ◎ 蜀红汤

【材料】 蜀羊泉 18 克，大枣 5 个，明党参 5 克，红茜草 3 克。

【制法】 将上药水煎。

【用法】 每日 1 剂，早、晚分服。

【功效】 清热解毒。适用于子宫颈癌。

药茶

◎ 鱼腥草饮

【材料】 鱼腥草 20 克，白糖适量。

【制法】 将鱼腥草洗净，水煎，白糖调服。

【用法】 每日 1 剂，早、晚分服。

【功效】 清热解毒。适用于热毒型子宫颈癌。

药粥

◎ 苡仁萆薢粥

【材料】 薏苡仁 30 克，萆薢 10 克，粳米 100 克。

【制法】 将萆薢单煎取汁，与薏苡仁、粳米同煮为粥。

【用法】 佐餐服用。

【功效】 清热利湿。适用于湿热型子宫颈癌。

◎ 萆薢银花绿豆粥

【材料】 萆薢 30 克，金银花 30 克，绿豆 60 克。

【制法】 将前两味洗净水煎，药汁和绿豆共煮为粥，加白糖适量调味。

【用法】 每日 1 剂，连服 3 ～ 5 日。

【功效】 清热解毒，除湿止带。适用于湿热型子宫颈癌。

药汤

◎ 凤尾草海带汤

【材料】 凤尾草 30 克（鲜品用 60 克），海带 30 克。

【制法】 将上两味加清水 3 碗煎至 1 碗，以食盐少许调味。

【用法】 去渣饮用。

【功效】 清热利湿，凉血止血，消肿解毒。适用于子宫颈癌。

保健菜肴

◎ 黄芪炖乌骨鸡

【材料】 乌骨鸡 1 只，黄芪 50 克。

【制法】 将乌骨鸡去毛和内脏，留肝、肾，将肝、肾、黄芪塞入鸡腹内，加水适量隔水蒸烂，加食盐少许调味。

【用法】 吃肉喝汤。

【功效】 益气补血，调经。适用于子宫颈癌。

◎ 人参团鱼

【材料】 人参、团鱼各适量。

【制法】 将团鱼腹中物除去，加酒、盐适量炖熟后，加入人参，再炖 15 分钟。

【用法】 佐餐食用。

【功效】 滋阴补血，益气健脾。适用于子宫颈癌。

◎ 莲子枸杞酿猪肠

【材料】 莲子 30 克，枸杞子 30 克，猪小肠 2 段，鸡蛋 2 个。

【制法】 将猪小肠洗净，然后将浸泡过的莲子、枸杞子和鸡蛋混合好，放入猪肠内，将肠两端扎紧。加清水 1 千克，待猪小肠煮熟后切片服用。

【用法】 随意食用。

【功效】 温肾养血止带。适用于肾阴偏虚型子宫颈癌。湿热型子宫颈癌患者禁用。

◎ 乌龟肉煲猪肚

【材料】 乌龟肉 200 克，猪肚 200 克。

【制法】 将上两味切成小块，放瓦煲内加水适量煲熟，加食盐少许调味。

【用法】 1日内分 2 ～ 3次食完。

【功效】 补中益气，养胃滋阴。适用于气血亏损型子宫颈癌。


## 搽药

### ◎ 方 1

【组方】 黑头发适量，五倍子面15克，苦参15克，冰片6克，鸡蛋1000克。

【用法】 将鸡蛋黄加黑头发熬炼至冒烟，取油，加其余药面调匀。先用冲洗剂冲洗干净，再涂搽于癌灶创面，适用于癌灶出血并有继发感染。

### ◎ 方 2

【组方】 蟾蜍15克，雄黄3克，白及12克，五倍子1.5克，明矾60克，紫硇砂0.3克，三七粉3克，消炎粉60克。

【用法】 将各药共研末。先用冲洗剂冲洗干净，再涂搽本方。适用于局部无感染的糜烂型、菜花型癌灶。

### ◎ 方 3

【组方】 乳香9克，没药9克，儿茶9克，冰片9克，蛇床子12克，钟乳石12克，雄黄12克，硼砂9克，硇砂9克，血竭6克，麝香6克，明矾500克。

【用法】 将各药共研末。先用冲洗剂冲洗干净，再涂搽本方。适用于原位癌及Ⅰ期糜烂型子宫颈癌病变表浅者。

### ◎ 方 4

【组方】 黄柏15克，紫草15克，硼砂30克，枯矾30克，冰片30克，青黛30克。

【用法】 将上药共研为细粉即可。将药粉撒患处；或用凡士林配膏，搽患处。每日 1 ～ 2 次。

## 子宫颈癌患者日常生活调养注意事项有哪些？

（1）注意保持阴部清洁，内衣内裤勤换勤洗。

（2）月经期停止局部治疗用药，治疗期间禁止性生活。

（3）注意饮食调摄，多吃含维生素C多的新鲜蔬菜、水果，如菠菜、白菜、西红柿、胡萝卜、杏、橘子、苹果等。忌食辛辣食物。

（4）平素性生活不可过频，并注意清洁卫生，性生活前后，夫妇双方都应清洗阴部，以防性生活过度损伤子宫颈上皮和不洁性交引发感染。

（5）治疗后定期复查，最初每月1次，连续3个月后每3个月1次，1年后每半年1次，第3年后每年1次。治疗后若出现症状应及时到医院就诊。

十四

# 子宫脱垂

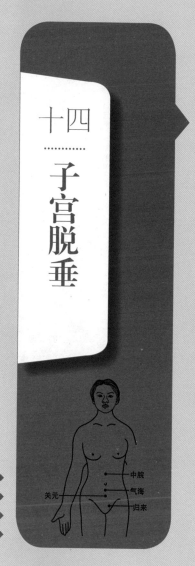

子宫从正常位置沿阴道下降，子宫颈外口达坐骨棘水平以下，甚至子宫全部脱出于阴道口以外，称子宫脱垂。中医学称为"阴挺""阴茄""阴脱""阴突"等。子宫在腹腔的正常位置在下腹部，与膀胱和肠道相邻，在正常情况下，子宫受周围脏器与肌肉及骨盆筋膜等的支持，不会脱垂，只有在这些组织受到破坏后，才会造成子宫位置的异常降低。

随着人们对女性产后护理的重视，子宫脱垂已经逐渐减少，尤其是子宫脱垂Ⅲ度，已经不多见。但是还是有很多人有轻度子宫脱垂，应加以重视。

## 病 因

1. 西医病因

（1）**产孕过多过早** 过早结婚生育或过多产育使盆腔肌肉组织松弛是本病发生最重要的原因。

（2）**分娩损伤** 如滞产、急产、巨大胎儿的娩出、手术产等均可造成子宫颈旁组织、骨盆筋膜、骨盆底肌肉及筋膜过度伸展与裂伤。特别是当子宫口尚未开全而过早使用腹压或施行上述手术时，更使这些支持结构遭到严重破坏，使其支持功能减弱或丧失，发生子宫脱垂。

（3）**产后过早参加重体力劳动** 产后过早参加重体力劳动，尤其是那些使腹压增加的肩挑抬担等劳动，可导致子宫脱垂，严重者甚至可导致直肠与膀胱同时膨出。

（4）**长时间腹压增加**　长期慢性咳嗽、直肠狭窄所致排便困难、经常超重负荷（肩挑、举重、蹲位、长期站立）、盆腔内巨大肿瘤或大量腹水等，均使腹内压力增加，并直接作用于子宫，迫使其向下移位，尤其发生在产褥期时。

（5）**骨盆退行性变**　年龄增大及器官衰老加上女性雌激素水平的降低，使骨盆腔底部肌群失去张力，子宫韧带也逐渐退化萎缩。

（6）**盆底组织发育不良**　子宫脱垂偶见于未产妇，甚至处女，其主要原因为先天性盆底组织发育不良导致子宫脱垂，其他脏器如胃也下垂。

2. 中医病因

中医学认为，本病的发生主要是由于分娩用力太过，或产后过早地参加体力劳功，损伤中气致气虚下陷，胞络松弛，胞系无力以致脱垂；或因孕育过多，房劳伤肾，以致带脉失约，不能系胞宫而致脱垂。

## 症　状

根据患者平卧屏气时子宫下降的程度，将子宫脱垂分为3度：①Ⅰ度：Ⅰ度轻，子宫颈距处女膜缘 <4厘米，但未达处女膜缘。Ⅰ度重，子宫颈已达处女膜缘，于阴道口即可见到。②Ⅱ度：Ⅱ度轻，子宫颈已脱出阴道外，但子宫体尚在阴道内。Ⅱ度重，子宫颈及部分宫体已脱出阴道外。③Ⅲ度：子宫颈及部分子宫体已脱出阴道外。

症状轻重基本上与脱垂的轻重一致；但有些重度脱垂患者除诉说阴道有肿物脱出之外，无其他不适；相反，有些仅为Ⅰ度脱垂的患者却有各种症状。主要的症状为：

（1）**肿物自阴道脱出**　自觉有肿物自阴道脱出，于劳动、负重、行走或站立过久时更为明显，卧床休息后即觉其缩小或消失。重度患者即使卧床休息肿物也不能自行回缩于阴道内，需用手回纳。若任其长时间脱出，则脱出部分会发生水肿和肥大，伴有感染时则更甚，此时用手也难令其回纳，其他症状也会相继出现或加重，严重的势必影响患者的健康，长期脱出而肥大的子宫颈其直径甚至可达 6～7 厘米，长度亦可达

7~8厘米，比子宫体还要长。

（2）**腰背酸痛及下坠感**　由于子宫脱垂牵拉腹膜、子宫各韧带及盆底组织，故患者常发生腰背酸痛及下坠感，其轻重与子宫脱垂程度、劳动强度、姿势及时间长短等有关。月经期盆腔充血，症状加重且常伴有不同程度的月经过多，并发痛经者较少。

（3）**泌尿系统症状**　由于常伴发膀胱及尿道脱出，故可发生排尿障碍、尿频尿急、压力性尿失禁等泌尿系统症状。若尿潴留和炎症现象存在过久，可产生膀胱结石。若由于输尿管屈曲而妨碍尿流通畅，则会发生输尿管及肾盂积液，以至感染。

（4）**大便困难**　合并有直肠膨出时常有此症状。

（5）**阴道分泌物增多**　因脱垂的子宫颈及阴道壁长期暴露于阴道口外，经常摩擦而发生炎症致分泌物增多呈脓样或脓血样，这些分泌物刺激外阴而致痒痛及溃破、感染。

# 预　防

（1）**特殊生理时期的保健**

①**青春期**　中医学认为，此阶段是肾气逐渐生长至盛实的关键时期，此时须加强营养，适当锻炼，经期注意卫生，适当休息和保持充足的睡眠，以满足生长发育的需要，顾护肾气，冲任、包络发育正常，功能强大，才能承受以后妊娠、分娩的负荷，同时也为提摄胞宫打下扎实的基础。

②**孕期和产褥期**　此阶段随着胎体的逐渐增大至娩出，胞宫负荷增大，此时应至医院按期检查、生产，产后注意休息、适当营养，注意卫生、预防感染，重视产褥期保健，如可做产后操，促进产后恢复，不能过早从事重体力劳动或长时间蹲坐、站立，以免气虚血弱、包络尚未复旧，导致损伤而不能正常维系胞宫。另外，哺乳期不宜超过1年，以免胞脉、包络萎缩，子宫下垂。

③**更年期**　女子"七七"之后，任脉虚，太冲脉衰少，天癸竭，

肾气衰退，包络张力亦日趋减退，此时易发生阴脱现象。故此阶段，女性更应注意劳逸结合，避免过度疲劳，勿屏气，勿超负荷劳动，不宜多抱孩子，尤其是身体较重的孩子。合理营养，可适当服用蜂蜜、蜂皇浆等含有天然雌激素类食物，适当锻炼，尤其是多做提肛运动，减缓衰老。

（2）尽早治愈旧疾

预防感冒咳嗽，有慢性支气管炎、顽固性便秘等旧疾者，如果此类慢性疾病反复发作，会长期增加腹腔压力。此外，腹盆腔肿块（如子宫肌瘤、卵巢肿瘤）逐渐增大、发生腹腔积液等亦会导致腹压增大，出现子宫脱垂、阴道前后壁膨出。中医学认为，久病、重病耗伤气血，中气不足，肾气亏虚，无力摄托，致使胞宫位置下移，故应尽早治愈慢性疾病，每年常规进行体格检查，发现疾病要及时治愈。

（3）女性应自爱

提倡晚婚晚育，做好避孕措施，避免人工流产，损伤冲任气血，以致胞脉包络失养。青春期女性心理生理均未发育健全，须谨慎自爱，避免性行为，女性婚后亦要避免房劳过度，以免损伤肾气，导致肾虚不固。不能盲目减肥损伤脾胃，耗伤中气，使脏器下垂。亦不提倡穿紧身衣或使用收腹带，增加腹压，血行不畅，胞脉包络失于濡养致使提摄失常，子宫下垂。

# 调 养

## 中药方剂

### ◎ 党参黄芪汤

【材料】 党参 30 克，黄芪 30 克，升麻 15 克，柴胡 10 克，甘草 6 克，炒白术 15 克，当归 15 克，枳壳 15 克。

【制法】 将上药水煎。

【用法】 每日 1 剂，分 2 次温服。

【功效】 补气健脾，可增气力，振精神。适用于子宫脱垂。

## ◎ 黄芪炙甘草方

【材料】 黄芪 30 克，炙甘草 9 克，党参 15 克，当归 6 克，陈皮 6 克，升麻 10 克，柴胡 6 克，白术 9 克，枳壳 10 克，肉苁蓉 10 克，沙蒺藜 10 克。

【制法】 将上药水煎。

【用法】 每日 1 剂，连服 3 个月，经期停服。

【功效】 益气升提。适用于子宫脱垂、气短乏力。

## ◎ 当归黄芪汤

【材料】 当归 6 克，炙黄芪 9 克，人参 6 克，白术 6 克，炙甘草 3 克，升麻 1.5 克。

【制法】 将上药水煎。

【用法】 每日 1 剂，分 2 次温服。

【功效】 补气升阳。适用于子宫脱垂。

## ◎ 补中益气汤加减

【材料】 黄芪 30 ～ 60 克，党参 30 克，白术 15 克，当归 10 克，炙甘草 5 克，陈皮 5 克，炙升麻 5 克，柴胡 5 克，生姜 3 片，大枣 5 枚。

【制法】 将上药水煎。

【用法】 每日 1 剂，分 2 次温服。

【功效】 补气提宫。适用于脾虚气陷型子宫脱垂，症见子宫脱垂，劳则加剧，小腹胀坠，四肢乏力，少气懒言，面乏华色，小便较频，大便偏溏，带下量多，色白质稀，舌质淡红，苔薄白，脉细缓。

## ◎ 大补元煎加减

【材料】 红参 3 ～ 10 克，山药 10 克，生地黄 10 克，杜仲 10 克，炒当归 10 克，山茱萸 10 克，枸杞子 9 克，炙甘草 6 克，金樱子 12 克，菟丝子 12 克，紫河车 12 克。

【制法】 将上药水煎。

【用法】 每日 1 剂，分 2 次温服。

【功效】 补肾固脱。适用于肾虚失固型子宫脱垂，症见子宫脱垂，久而不复，腰腿酸软，尾膂处酸楚尤著，小腹坠胀，形体畏寒，四肢乏力，尿频或有失禁，头晕耳鸣，舌质淡红，脉象细弱。

## ◎ 龙胆泻肝汤加减

【材料】 龙胆草 9 克，黄芩 9 克，栀子 9 克，泽泻 10 克，木通 6 克，柴胡 5 克，生地黄 10 克，当归 10 克，蒲公英 15 克，紫花地丁 15 克，薏苡仁 15 克，甘草 5 克。

【制法】 将上药水煎。

【用法】 每日 1 ~ 2 剂。

【功效】 清热利湿。适用于肝经湿热型子宫脱垂，症见子宫脱垂，阴道、子宫颈红肿溃烂，黄水淋沥，或如黄绿脓样，有秽臭气，肛门肿痛，发热口渴，烦躁不安，小便黄赤，舌苔黄腻，脉弦滑数。

## ◎ 黄芪益母草汤

【材料】 生黄芪 30 克，益母草 24 克，党参 15 克，白术 12 克，枳壳 12 克，升麻 4.5 克，地骨皮 4.5 克，石榴皮 4.5 克。

【制法】 将上药水煎。

【用法】 每日 1 剂，早、晚分服。

【功效】 补气升提。适用于脾虚气陷型子宫脱垂。

## ◎ 党参当归黄芪汤

【材料】 党参 50 克，当归 30 克，黄芪 15 克，杜仲 15 克，白术 10 克，茯苓 10 克，乌梅 10 克，金樱子 10 克，桑寄生 10 克，炙甘草 5 克，柴胡 5 克，升麻 5 克，制附片 5 克。

【制法】 将上药水煎。

【用法】每日 1 剂，早、晚分服。

【功效】补气养血。适用于子宫脱垂，症见阴道前后壁膨出，小腹下坠，腰脊酸痛，神疲乏力等。

## 药茶

### ◎ 金樱子茶

【材料】金樱子根 65 克，黄酒适量。

【制法】将金樱子根洗净，水煎。

【用法】黄酒送，代茶饮，每日 1 次。

【功效】补益脾肾，益气固脱。适用于脾肾气虚所致的子宫脱垂。

### ◎ 棉花根茶

【材料】棉花根 35 克。

【制法】将棉花根洗净，水煎。

【用法】代茶服，每日 1 次。

【功效】补脾固脱，清化湿热。适用于脾虚兼有湿热所致的子宫脱垂。

### ◎ 升麻枳壳饮

【材料】升麻 16 克，枳壳 35 克。

【制法】将上两味洗净，水煎。

【用法】代茶服，每日 1 次。

【功效】补中益气，升阳举陷。适用于脾虚所致的轻度子宫脱垂。

### ◎ 参芪精

【材料】党参 250 克，黄芪 250 克，白糖 500 克。

【制法】将党参、黄芪洗净，以冷水泡透，加水适量煎煮，每半小时取药液 1 次，共煎煮 3 次，然后合并药液，用文火煎熬至黏稠时停火；待浓缩液冷却后，加入白糖，使之吸净药液，混合均匀，晒干，压碎，装入玻璃瓶内即成。

【用法】服用时，用沸水冲化服，每次 10 克，每日 2 次。

【功效】补益肺脾之气。适用于气虚下陷型子宫脱垂。

## 药粥

### ◎ 黄芪参麻粥

【材料】黄芪 15 克，党参 15 克，升麻 6 克，粳米 50 克。

【制法】将黄芪、党参、升麻洗净入锅内，加水适量，煎煮 30 分钟后，去药渣取汁；再用药汁加水适量煮粳米，至粳米开花粥成，即可食用。

【用法】每日 1 剂，连服 7 日为 1 个疗程。

【功效】补气升提。适用于气虚型子宫脱垂。

### ◎ 党参小米粥

【材料】党参 30 克，升麻 10 克，小米 50 克。

【制法】将党参、升麻洗净煎水后去渣，入米煮为稀薄粥。

【用法】每日 2 次，空腹食，常食。

【功效】益气健脾，升举清阳。适用于气虚型子宫脱垂。

### ◎ 补虚正气粥

【材料】黄芪 30 ～ 60 克，人参 3 ～ 5 克，粳米 100 ～ 150 克，白糖少许。

【制法】将黄芪、人参水煎去渣，取汁，加粳米、适量水煮粥，数沸后入白糖同煮。

【用法】每日 1 剂，早、晚分服。

【功效】益气健脾，补中养元。适用于气虚下陷型子宫脱垂。

### ◎ 地黄山药粥

【材料】地黄 15 克，怀山药 30 克，粳米 100 克，冰糖适量。

【制法】 将熟地黄、怀山药煎煮，去渣取浓汁，入粳米，加适量水煮粥，数沸后入冰糖同煮。

【用法】 每日 1 剂，早、晚分服。

【功效】 养心益肾。适用于肾虚型子宫脱垂。

## ◎ 赤豆红糖小米粥

【材料】 赤小豆 30 克，小米 60 克，红糖适量。

【制法】 将赤小豆、小米加水后慢火熬成粥糜，加入适量红糖调味。

【用法】 每次服 1 小碗，每日 3 次。

【功效】 清热解毒，活血化瘀。适用于子宫脱垂，症见子宫颈脱垂部分有红肿、渗出物较多者。

## ◎ 山药薏苡仁粥

【材料】 山药 50 克，薏苡仁 100 克，芝麻 20 克（炒熟）。

【制法】 将山药与薏苡仁加水后共煮成粥，加入炒好的芝麻拌匀。

【用法】 每次服 1 小碗，每日 3 次，连服 3 ~ 5 个月。

【功效】 润肺清热，健脾益气。适用于子宫脱垂属气虚者。

## 药汤

## ◎ 甲鱼黄芪汤

【材料】 甲鱼 1000 克，黄芪 60 克，料酒、食盐、生姜各适量。

【制法】 将甲鱼宰杀后，切成 4 块，放入砂锅内，再放入黄芪、料酒、食盐、生姜及水适量，用文火炖 2 小时即可。

【用法】 每日 2 次，吃肉喝汤，常食。

【功效】 滋补肾阴，益气固脱。适用于肾虚型子宫脱垂。

## ◎ 人参母鸡汤

【材料】 母鸡 1 只，人参 10 克，火腿 10 克，水发笋片 10 克，水发香菇 15 克，调料适量。

【制法】 将母鸡去毛及内脏，洗净切块，与人参、火腿、笋片、香菇同放入锅内，加水适量共炖，至鸡肉烂熟时加调料，食鸡肉等，饮汤。

【用法】 分次服食，连服 5 ~ 7 次。

【功效】 补肾健脾，益气升提。适用于肾气虚型子宫脱垂。

◎ 五物牛肉汤

【材料】 党参 12 克，山药 12 克，枸杞子 12 克，炒杜仲 9 克，山茱萸 6 克，牛肉 250 克，调料适量。

【制法】 将牛肉洗净切小块，其他诸味用纱布包好扎紧口，共放沙锅内，加水适量，先用大火煮沸后改小火慢炖，至牛肉烂熟时，加食盐等调味，稍煮即可食牛肉喝汤。

【用法】 酌量服食，连服 5 ~ 7 日为 1 个疗程。

【功效】 补肾健脾，固脱。适用于肾阳虚型子宫脱垂。

◎ 鲫鱼黄芪汤

【材料】 鲫鱼 1 条( 约 150 克 )，黄芪 20 克，炒枳壳 6 克，调料适量。

【制法】 将鲫鱼去鳃、鳞及内脏；煎黄芪、枳壳 30 分钟后下鲫鱼。鱼熟后去药渣，稍加调料即可食鱼饮汤。

【用法】 酌量服用，服 3 ~ 4 周为 1 个疗程。

【功效】 补气健脾，升提阳气。适用于气虚型子宫脱垂。

◎ 参麻猪肉汤

【材料】 西洋参 3 克，蜜升麻 3 克，棕榈子 3 克，阿胶粉 3 克，炙甘草 3 克，川芎 6 克，白芍 6 克，当归 6 克，北黄芪 6 克，白术 6 克，茯苓 6 克，生姜 3 片，银杏 7 粒，猪肉 120 克，酒少许。

【制法】 将上药加水煎汤，去药渣炖猪肉，加酒少许，炖至肉烂熟。

【用法】 上为 1 日量，空腹服下，连服数日。

【功效】 益气升阳，填精固脱。适用于产后气血虚弱，子宫脱垂，子宫虚冷，赤白带下。

## 保健菜肴

### ◎ 巴戟枸杞炖乳鸽

【材料】 巴戟天 9 克，枸杞子 15 克，乳鸽 1 只，调味品适量。

【制法】 将乳鸽洗净切块，药物用布包好，同放砂锅内加水适量，用大火煮沸后改小火慢炖，至乳鸽烂熟后，去药包加调味品，饮汤食鸽肉。

【用法】 隔日 1 次，连服 15 日。

【功效】 补肾健脾，益精固脱。适用于肾虚型子宫脱垂。

### ◎ 韭菜炒猪腰

【材料】 鲜韭菜 100 克，猪腰 1 个，油、食盐各少许。

【制法】 将韭菜洗净切段，猪腰剖开切成片，将锅烧热，放入油，先放猪腰，待将熟时加入韭菜，起锅时加食盐少许即成。

【用法】 每日 1 剂，以供佐餐。

【功效】 补肾益髓，升提固脱。适用于肾虚型子宫脱垂。

### ◎ 升麻芝麻炖猪肠

【材料】 猪大肠 1 段（约 30 厘米），升麻 15 克，黑芝麻 100 克。

【制法】 猪大肠洗净后，将升麻、芝麻放入猪大肠内，加水适量炖熟，去升麻后调味食。

【用法】 每日 2 次。

【功效】 升提中气，补肝益肾。适用于肾虚型子宫脱垂。

### ◎ 升麻黄芪炖鸡

【材料】 升麻 9 克，黄芪 15 克，鸡 1 只（约 750 克），调味品适量。

【制法】 将鸡去毛及内脏，洗净。升麻及黄芪纳入鸡腹中，上蒸笼用大火蒸至鸡肉烂熟，去药加调味品后食用。

【用法】 每日 1 剂，分 2 次服食，连服 3 ~ 5 日为 1 个疗程。

【功效】 补气健脾，升举清阳。适用于气虚下陷型子宫脱垂。

◎ 升麻炖乌龟

【材料】 乌龟肉 120 克，升麻 12 克。

【制法】 将乌龟肉洗净切成肉片，升麻洗净用纱布包好，一起放在陶瓷罐内加清水 750 毫升，用旺火炖至龟肉熟透。

【用法】 每日 2 次，吃肉喝汤。

【功效】 补益气血，升举阳气。适用于气虚下陷型子宫脱垂。

## 熏洗坐浴

◎ 方 1

【组方】 乌头 10 ~ 20 克，五倍子 10 ~ 20 克，醋 60 毫升。

【用法】 先将乌头、五倍子加水 1.5 千克，煮沸后，再文火煮 10 分钟，倾入预置的陶瓮坛（直径 22 厘米，高 26 厘米）内，事先加醋 60 毫升，令患者趁热坐熏，1 日 2 ~ 3 次，每次约半小时。用过的药液，可继续加醋使用，连续 4 次。注意事项：如无五倍子，可用乌梅代替；高温气候注意烫伤，严寒气候注意保暖；陶瓮坛的高度，以患者舒适为度；药渣药液应倾入粪缸内，防止牲畜误食中毒。

◎ 方 2

【组方】 黄芪 60 克，枳壳 30 克，乌梅 15 克，升麻 15 克，柴胡 15 克，蛇床子 10 克。

【用法】 上药煎水趁热熏洗，每日 2 次。

◎ 方 3

【组方】 五倍子 45 克，诃子肉 45 克，丹参 16 克。

【用法】 上药水煎趁热熏洗，每日 2 次。

## ◎ 方 4

【组方】 蛇床子 35 克，乌梅 16 克。

【用法】 上药水煎趁热熏洗，每日 2 次。

## ◎ 方 5

【组方】 生枳壳 65 克，莲蓬壳 35 克。

【用法】 上药水煎熏洗，然后坐浴。

## ◎ 方 6

【组方】 五倍子 45 克，蛇床子 35 克，枳实 35 克，荆芥 12 克。

【用法】 上药水煎熏洗，然后坐浴。

## ◎ 方 7

【组方】 诃子、川楝子、栀子各等份，芒硝 5 克。

【用法】 将前三味药煎汤，加入芒硝，趁热先熏后洗患部，每日 1 次，连续 3 ～ 5 次。药液温度宜适当，应防止药温过高，烫伤皮肤。

## ◎ 方 8

【组方】 金银花 30 克，紫花地丁 30 克，蒲公英 30 克，蛇床子 15 克，苦参 15 克，黄柏 10 克，龙胆草 10 克，枯矾 10 克。

【用法】 将上药煎汤，趁热先熏后洗阴部，适用于子宫脱垂，伴溃破、有黄水淋沥者。

## ◎ 方 9

【组方】 五倍子 10 克，诃子肉 10 克，艾叶 10 克，葱白 10 枚。

【用法】 将上药水煎趁热熏洗。

## ◎ 方 10

【组方】 五味子 20 克，乌梅 10 枚，石榴皮 30 克。

【用法】将上药水煎，先熏后洗阴部，每日1剂，反复熏洗2～3次，10日为1个疗程。

## ◎ 方11

【组方】生核桃皮50克。

【用法】将生核桃皮煎汤外洗，每日1剂，熏洗2次，7日为1个疗程。

## ◎ 方12

【组方】五倍子9克，益母草50克，枳壳15克。

【用法】将上药水煎熏洗。

## ◎ 方13

【组方】升麻40克，枳壳40克，当归40克，蛇床子40克，乳香40克，没药40克，赤小豆40克，五倍子15克。

【用法】将上药煎汤，趁热熏洗。

## ◎ 方14

【组方】白矾3克，花椒3克，金银花30克，急性子15克，甘草3克。

【用法】将上药水煎熏洗。

## ◎ 方15

【组方】黄柏15克，苦参30克，白矾15克，桃仁泥15克，丹参15克。

【用法】将上药水煎熏洗，每日3～4次。

搽药

## ◎ 方1

【组方】漏芦30克，浮萍15克。

**【用法】** 将上药共研细末，调熟猪油涂抹局部。

◎ 方 2

**【组方】** 独脚莲适量。

**【用法】** 独脚莲浸水涂抹患处，连用 3 ~ 4 次，适用于子宫脱垂伴宫颈糜烂者。

## 坐药

◎ 方 1

**【组方】** 五倍子、覆盆子各等份。

**【用法】** 将上药研细末，消毒后用香油调，以棉球蘸药粉塞入阴道后穹隆，每日 4 次，3 ~ 5 日为 1 个疗程。

◎ 方 2

**【组方】** 冰片 0.5 克，轻粉 3 克，当归头 3 克，藜芦 3 克，铜绿 3 克，五味子 6 克，枯矾 30 克，桃仁 30 克，五倍子 3 克。

**【用法】** 将上药共研为细末，炼蜜为丸，每丸 9 克，以雄黄为衣，每次放入阴道 1 丸，然后用带线棉球堵塞，次日抽出。药丸于阴道内逐渐融化，若有掉出，可再上 1 丸。上药后有时可引起阴道黏膜上皮脱落。在数次上药后阴道上端紧张度可增强。

◎ 方 3

**【组方】** 皂角（去皮炙黄）1.2 克，细辛 1.2 克，半夏 1 克，大黄 1.2 克，蛇床子 1.3 克。

**【用法】** 将上药共研细末，过筛，装入绢袋，如手指大小，放入阴道内，每日换 2 次。

◎ **方 4**

【组方】 乌梅肉 15 克，白芷 9 克，枯矾 9 克，石榴皮 15 克。

【用法】 将上药共研细粉，炼蜜为丸，分为 6 丸，每日上药 2 丸，上
药前不必冲洗阴道，连续上药 6 日。

**按摩**

◎ **方 1**

【取穴】 百会、神阙、气海、关元、子宫。

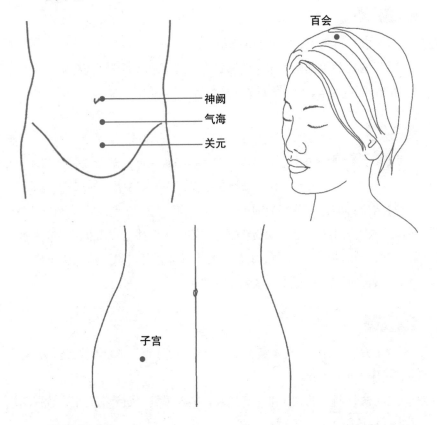

【操作方法】

（1）点按百会 患者仰卧位，术者站或坐于其头前方，点按百

会穴（在头顶部，两耳尖连线中点）约1分钟，力度以得气为度。施术时以拇指指端着力，持续按压人体的穴位，点的同时瞬间加大力度按压穴位。点按时手指应保持一定姿势，避免手指过伸或过屈，造成损伤。

（2）**调补神阙**　患者仰卧位，术者立于其身侧，术者将手掌放置于患者脐上，做逆时针方向和顺时针方向的交替揉动，逆多顺少为调补，持续操作约5分钟。注意施术时速度和缓，力度柔和。

（3）**横摩下腹**　患者仰卧位，术者立于其身侧，以一手手掌置于患者下腹部髂骨内侧缘，横向摩动至身体对侧髂骨内侧缘，反复摩动5～7分钟，以患者有热感舒适为宜。注意施术时力度轻而不浮，重而不滞。

（4）**点揉气海、关元、子宫**　患者仰卧位，术者站于其身侧，以拇指点揉气海、关元和子宫，力度以得气为度，持续时间各约1分钟。施术时拇指指端置于穴位上，垂直向下用力持续按压人体穴位，同时拇指指端带动深层组织做轻柔缓和的环旋活动。注意拇指指端要吸定于治疗部位，施加的压力均匀，揉动幅度适中。

（5）**横擦腰骶**　患者俯卧位，术者站于其身侧，横擦患者腰骶部肾俞、命门处，反复操作约半分钟。施术时以手的尺侧置于患者腰骶部，做横向直线往返擦动，以局部皮肤微红温热为度。本法浮而不沉，作用于肌肤；滑而不滞，速度要均匀，着力持续。操作时沉肩，屈肘，悬腕，将力集中于施术之手掌尺侧。

◎ **方2**

【取穴】　中脘、气海、关元、维道、归来、带脉、脾俞、肾俞、大肠俞、小肠俞、关元俞、膏肓、长强。

【操作方法】

（1）患者仰卧位，两下肢微屈，按摩者立于其一侧，用一指禅推法或按揉法沿中脘、气海、关元操作，约5分钟。

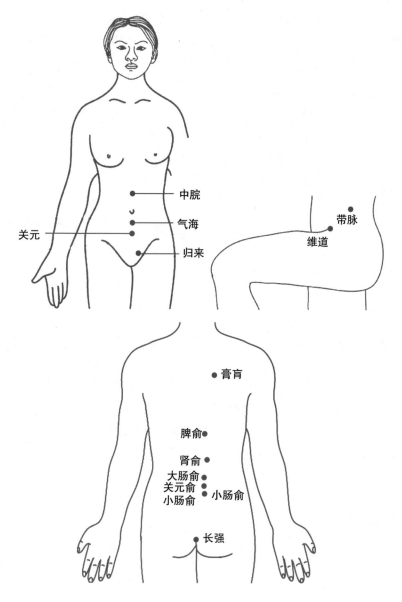

中脘

气海

关元

归来

带脉

维道

膏肓

脾俞

肾俞

大肠俞

关元俞

小肠俞

小肠俞

长强

（2）腹部运揉约 5 分钟。

（3）在小腹进行逆时针摩腹，揉脐 10 分钟。按揉维道、归来、带脉，各半分钟。

（4）用掌根至耻骨边缘，向上推至脐，反复20次。用双手的拇指、食指、中指分别对称用力，捏拿两侧的腹外斜肌，3～5次。

（5）患者俯卧位，按摩者立于其一侧，擦背部5分钟。

（6）用一指禅推法或按揉法施于脾俞、肾俞、大肠俞、小肠俞、关元俞、膏肓、长强，各半分钟。

（7）直擦督脉，横擦命门、八髎，以透热为度。

## 耳压

【取穴】 主穴：脾、肾、内生殖器、下垂点。配穴：肾上腺、外生殖器、交感、皮质下、腹。

【操作方法】 主穴全选，寻找敏感点选配穴2～3个，双耳交替使用，每间隔2～3日交换1次，坚持每日自行按压3～4次，每穴按压1～3分钟，以出现酸胀感为宜。10次为1个疗程，休息5～7日，继续下1个疗程。

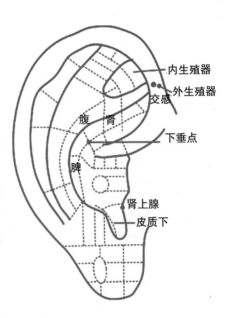

## 拔罐

◎ 方1

【取穴】 主穴：气海、关元、中极、归来。配穴：百会。

【操作方法】 主穴留罐20分钟，或闪罐15～20次；配穴艾灸10分钟（不拔罐）。每日或隔日1次，10次为1个疗程。

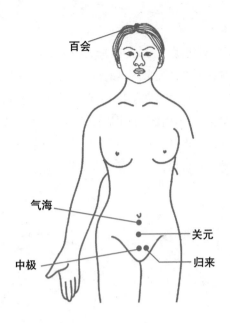

◎ **方2**

【取穴】主穴：肾俞、上髎、腰眼、子宫。配穴：百会。

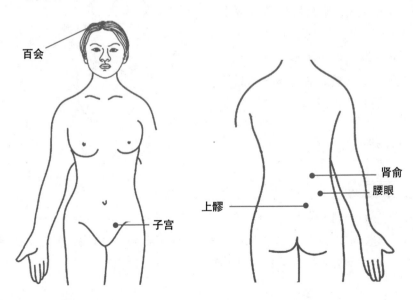

【操作方法】主穴留罐 10 ～ 15 分钟。配穴用艾条温灸 10 分钟，至头顶有温灼感为止。每日或隔日 1 次，10 次为 1 个疗程。

刮痧

【取穴】百会、阴交、气海、关元、子宫、曲骨、三阴交、照海、中脘、维胞、足三里、脾俞、提托、大赫、曲泉、命门、肾俞、阴陵泉、蠡沟、行间。

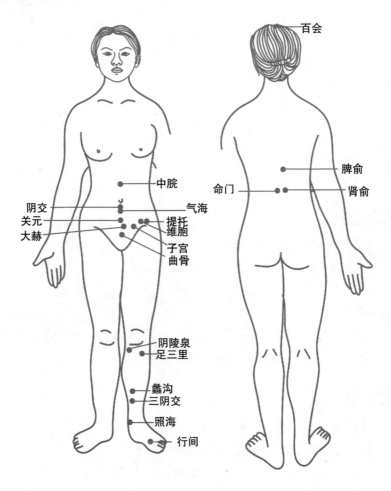

**【操作方法】**

（1）患者取仰卧位，刮拭百会、阴交、气海、关元、子宫、曲骨、三阴交、照海。

（2）脾气虚者，仰卧位补法加刮中脘、维胞、足三里。俯卧位，补法加刮脾俞。

（3）肾气虚者，仰卧位补法加刮提托、大赫、曲泉。俯卧位，补法加刮命门、肾俞。

（4）湿热下注者，仰卧位加刮阴陵泉、蠡沟、行间。

## 足浴

**【组方】** 丹参 15 克，五倍子 9 克。

**【用法】** 以上诸药加清水 1500 ～ 2000 毫升，上火煎煮，沸后去渣取汁，倒入盆中，水温适宜时进行足浴。能活血行气、收敛固摄。

## 敷贴

### ◎ 方 1

**【组方】** 闹羊花 1 束。

**【用法】** 将闹羊花捣烂蒸热，趁热敷百会穴。

### ◎ 方 2

**【组方】** 蓖麻仁 60 克，艾叶 30 克，灶心土 60 克，琥珀 6 克。

**【用法】** 将上药捣烂煨热敷百会穴。

### ◎ 方 3

**【组方】** 五倍子 6 克，吴茱萸 6 克，蓖麻仁 24 克。

**【用法】** 将上药共研细末炒热，用白酒、醋各半，加热成半稀状敷关元穴 3 ～ 4 小时，每日 1 次。1 周后改为隔日 1 次，2 周为 1 个疗程。

## ◎ 方4

【组方】 煅龙骨 12 克，五倍子 12 克，冰片 3 克。

【用法】 将上药共研细末，以香油少许调匀，外敷患处，每日 2 次，连用 7 日。

## 康复锻炼

### ◎ 提肛锻炼

双手扶椅子，双腿并拢，做下蹲动作 5 ～ 15 次，每日 2 次，有助于子宫收缩。还可肛门做一收一缩动作，每日 2 次，每次 10 分钟左右。

### ◎ 屈膝仰卧起坐

仰卧，双手放头后，屈双腿，可让人协助按住双脚，或在双脚处放上枕头等压住，然后身体前屈时应呼气，仰卧时应吸气。在向后仰卧的过程中开始吸气，肩背部触地的瞬间屏气收腹，上体逐渐抬起，当上体抬起至腹部有胀感时，快速呼气，向前引体低头，完成整个动作。

### ◎ 瑜伽

通过特殊的锻炼动作，配以特殊的呼吸方式，可以疏通女性器官的气血循环，调整激素的分泌，对于子宫恢复的疗效也不错。

### ◎ 膝胸卧位操

排空小便，全身放松，跪在床上，头放在床上，脸转向一侧，臀部抬高与大腿成直角。早、晚各 1 次，每次 10 分钟。

### ◎ 盆底修复操

仰卧，两手平放在身体两侧，全身放松，两脚略分开，两膝弯曲，使两脚后跟靠近臀部，两脚及肩用力，撑住身体，髋部向上挺起，同时吸气，放下臀部，同时呼气。反复练习 10 ~ 30 次。

## ◎ 夹臀分脚运动

直体仰卧，两脚尖向左右两侧分开，两侧臀部夹紧，同时提肛 10 秒钟后还原。每日 6 次。

## ◎ 凳子操

端坐木凳上（坐于凳边，不要坐实坐满），双脚交叉，双手平放于大腿，不用力气，交替做起立、坐下两动作。反复做 30 ~ 50 次。

### ♥ 爱心小贴士

#### 子宫脱垂患者日常生活调养注意事项有哪些？

（1）平时注意做提肛运动，一缩一放地进行，每日 2 次，每次 15 分钟。

（2）伴有便秘、咳嗽者，应先治愈这些疾病，以免腹压增高，加重子宫脱垂。

（3）平时注意休息，保证充足睡眠。睡觉时宜垫高臀部或脚部。

（4）适当参加体育活动，增强体质。

（5）不要长时间站立或下蹲，不可用力提取重物，尽量少做屏气等能增加腹压的动作。

（6）加强饮食营养，多吃高蛋白、低脂肪食物，如鸡蛋、鱼、瘦肉、乳制品，多吃蔬菜、水果等，增加维生素的吸收，禁食辛辣食物和刺激性食物。

十五

子宫肌瘤

病因
症状
预防
调养

中脘
气海
关元
归来

子宫肌瘤是女性生殖器最常见的一种良性肿瘤，症状不明显，少数表现为阴道出血及压迫症状等。子宫肌瘤主要由平滑肌细胞和不同数量的纤维结缔组织构成。它又有子宫纤维瘤、子宫平滑肌瘤之称。本病在中医中称为"癥瘕""瘕聚""肠覃""石瘕"等。

子宫肌瘤多发生于中年妇女。41 ~ 50岁占50%左右；31 ~ 40岁占28%左右；21 ~ 30岁与51 ~ 60岁少发生。最小患病年龄为10 ~ 15岁。总之，大多子宫肌瘤发生于卵巢功能旺盛时期，50岁以后随着卵巢功能衰退减少。

## 病　因

1. 西医病因

（1）**雌激素**　雌激素是肌瘤生长的主要促进因素，临床研究发现，青春期前及绝经后雌激素水平低的女性患子宫肌瘤者较少。患者在妊娠期雌激素水平高，肌瘤会长大，绝经后雌激素水平下降，子宫肌瘤会缩小，使用抗激素药物后肌瘤亦可缩小。

（2）**孕激素**　孕激素对肌瘤的发生起协同作用。临床研究表明，用孕激素治疗子宫肌瘤会使肌瘤长大，停药后肌瘤会缩小。

（3）**遗传因素**　临床资料表明，子宫肌瘤的发生有一定的遗传特性。

2. 中医病因

（1）**气滞血瘀**　内伤七情，肝气郁结，气血运行受阻，气滞则血瘀；或因经期、产后，血室正开，外邪乘虚侵入，凝滞气血；或因余血未净之际，房事不节，与凝血相搏成瘀，瘀久渐成癥瘕。

（2）**气虚血瘀**　素体气虚，过劳或忧思伤脾，或失血过多，气随血泄，气虚血行迟缓，蓄而成瘀，渐积成癥。

（3）**肾虚血瘀**　素体肾气不足，久病房劳伤肾，肾气亏损，阳气不足，血行迟滞，积而成癥。

（4）**痰湿瘀结**　脾阳不振，饮食不节，脾失健运，水湿不化，凝而为痰，痰湿与气血相搏，凝滞气血，痰湿瘀结，积聚不散，久而渐成癥瘕。

（5）**湿热瘀阻**　经行产后，胞脉空虚，正气不足，湿热之邪内侵，与余血相结，滞留于冲任胞宫，气血循行不利，湿热瘀阻不化，久而渐成癥瘕。

## 症　状

子宫肌瘤大多无明显临床症状，往往因其他情况行妇科检查、手术时偶尔发现。其主要症状如下：

（1）**异常阴道流血**　异常阴道流血是子宫肌瘤最常见的症状，可以表现为月经改变（即月经量过多，周期紊乱失去规律，月经持续时间延长，淋沥出血等）或持续性、不规则出血。在各类肿瘤中，最易发生阴道流血者为肌壁间肌瘤和黏膜下肌瘤，而浆膜下肌瘤较少有月经变化。

（2）**腹部肿块**　腹部肿块多在子宫肌瘤长出盆腔后发现，在清晨空腹膀胱充盈时明显，肿块一般位于下腹部正中，实性，可活动，形态不规则或有高低不平的感觉，生长缓慢，这种情况以浆膜下肌瘤多见。

（3）**压迫症状**　子宫肌瘤增大可压迫邻近器官，产生各种症状，尤多见于子宫体下段及子宫颈部肌瘤。压迫直肠产生排便困难，即便秘；压迫膀胱则产生尿频、排尿困难或尿潴留等；压迫髂内、髂外静脉和神经可引起下肢水肿或神经性疼痛；少数情况下阔韧带肌瘤压迫输尿管引起肾盂积水。

（4）**不孕或流产**　子宫肌瘤患者不孕的发生率是 20%～30%，且发生流产者比无肌瘤的孕妇高 2 ～ 3 倍。

（5）**腹痛、腰酸、下腹坠胀** 疼痛多见于一些特殊部位的肌瘤、肌瘤有退行性变或并发症者，如浆膜下肌瘤蒂扭转时可突发腹痛并伴有呕吐；阔韧带内肌瘤可压迫输尿管或局部神经，引起放射性疼痛；下腹坠胀、腰酸背痛常见，且经期加重。

（6）**白带增多** 子宫肌瘤并不引起白带增多，但如盆腔充血，内膜水肿可引起白带增多。黏膜下肌瘤，尤其是脱出子宫口或阴道口的有蒂肌瘤，当其感染坏死时，可产生多量脓血性排液，伴有臭味。

（7）**继发性贫血** 长期月经过多导致继发性贫血。严重时有全身乏力、面色苍白、心悸、气短等症状。

## 预 防

（1）积极做好自查

① 留心异常出血 如果出现子宫颈或子宫疾病，像子宫肌瘤、宫颈糜烂，常常会有月经增多、绝经后出血或接触性出血等，所以，除正常月经以外的出血，都要究其原因，及时检查清楚，以便治疗。

② 观察白带 正常白带是少量略显黏稠的透明色，蛋清样分泌物，没有异味，随着月经周期会有轻微变化，但如果是异常白带，如脓性、血性、水样白带等都属不正常。通常异常白带还会伴有异味，是比较容易发现的，很多子宫疾病都会引起白带异常，女性平日白带如果有异常现象，切不可大意，要立即去医院检查就诊。

③ 自摸肿块 清晨空腹、排便后平卧于床，弯双膝，放松腹部，用双手在下腹部按触，随呼吸由轻浅到重深，如果有肿物是有可能被发现的，但是也要预防摸到结肠，如果里面有粪便就可能被误认为是包块，但是粪便一般是条索状的，随着结肠的走形，且排便后消失。而包块则不是。女性如果发现腹部有包块应引起重视，及时去医院检查。

④感觉疼痛 下腹部、腰背部或骶尾部等疼痛，要引起注意，这与增大的子宫肌瘤出现压迫症状相关，最好及时到医院检查。

（2）调畅情志

现代女性面临着工作和家庭的双重精神压力，易产生抑郁情绪。情绪异常很容易促使雌激素分泌量增多，且作用加强，易导致子宫肌瘤的产生。应调节情绪、保持心情舒畅和乐观向上的积极生活态度。

（3）适龄婚育

女性一生原始卵泡数目有限，排卵的年限约为35年。妊娠期和哺乳期，由于激素作用，卵巢暂停排卵，直至哺乳期的第4～6个月才恢复，卵巢由此推迟了一定数量的排卵，有生育史的女性一般进入更年期较迟。而未育女性得不到孕激素及时有效的保护，易发生激素依赖性疾病，子宫肌瘤就是其中病变之一。权威研究表明，女性一生中如果有一次完整的孕育过程，能够增加10年的免疫力，而这10年的免疫力，可减少妇科肿瘤的发生。

（4）和谐性生活

夫妻间正常的性生活刺激，可促进神经内分泌正常进行，使人体正常良好地分泌激素。而长期性生活失调，容易引起激素分泌紊乱，导致盆腔慢性充血，诱发子宫肌瘤。

（5）饮食调摄

饮食宜清淡，不食或少食羊肉、虾、蟹、鳗鱼、咸鱼、黑鱼等发物。忌食辣椒、花椒、生葱、生蒜、白酒等刺激性食物及饮料。多食瘦肉、白鱼、白菜、芦笋、芹菜、菠菜、黄瓜、冬瓜、香菇、豆腐、海带、紫菜、水果等。对于阿胶、蜂王浆等含激素成分的食品应根据个人情况适量食用。

（6）避免吸收过多雌激素

治疗用雌激素应控制在一定范围内，不可过多过滥，目前市场上的丰乳霜类商品中含有大量雌激素，应在医生指导下运用。

（7）治疗子宫内炎症

积极治疗子宫内炎症。

（8）锻炼

积极锻炼身体，增强体质，使气血充盈、流畅，减少子宫肌瘤发生的可能。

# 调 养

## 中药方剂

### ◎ 桂枝茯苓丸

【材料】 桂枝 10 克，牡丹皮 9 克，赤芍 10 克，桃仁 10 克，茯苓 15 克，土鳖虫 6 克，莪术 9 克。

【制法】 将上药水煎。

【用法】 每日 1 剂，早、晚分服。

【功效】 理气行血，活血化瘀。适用于气滞血瘀型子宫肌瘤，症见小腹可扪及包块，积块坚硬，固定不移，月经量多、经期延长、淋沥不断，或经间期出血，经血排泄不畅，经色紫暗，有块，面色晦暗，肌肤乏润，口干不欲饮；舌紫暗或边有瘀点，脉沉涩。

### ◎ 补阳还五汤

【材料】 黄芪 20 克，党参 15 克，桃仁 10 克，红花 10 克，当归尾 15 克，赤芍 10 克，川芎 10 克，地龙 10 克，莪术 9 克。

【制法】 将上药水煎。

【用法】 每日 1 剂，早、晚分服。

【功效】 益气活血，化瘀消癥。适用于气虚血瘀型子宫肌瘤，症见小腹有包块，积块坚硬，固定不移，月经量多或经期延长、淋沥不断，或经间期出血，经色淡，质稀夹血块，面色苍白，倦怠乏力；舌淡暗或边有瘀点，脉沉细涩。

## ◎ 归肾丸合桂枝茯苓丸

【材料】熟地黄 15 克，山药 15 克，枸杞子 15 克，山茱萸 10 克，茯苓 10 克，当归 15 克，杜仲 10 克，菟丝子 10 克，桂枝 10 克，牡丹皮 10 克，赤芍 10 克，桃仁 10 克。

【制法】将上药水煎。

【用法】每日 1 剂，早、晚分服。

【功效】补肾活血，化瘀消癥。适用于肾虚血瘀型子宫肌瘤，症见小腹有包块，积块坚硬，固定不移，月经量多，或淋沥不断，经色淡暗，质稀，腰酸膝软，头晕耳鸣，眼眶黧黑，或婚久不孕；舌紫暗或边有瘀点，脉沉细涩。

## ◎ 苍附导痰丸合桂枝茯苓丸加减

【材料】茯苓 12 克，法半夏 9 克，陈皮 10 克，甘草 6 克，苍术 10 克，香附 12 克，胆南星 6 克，枳壳 10 克，生姜 6 克，神曲 12 克，桃仁 9 克，桂枝 10 克。

【制法】将上药水煎。

【用法】每日 1 剂，早、晚分服。

【功效】化痰祛湿，化瘀消癥。适用于痰湿瘀结型子宫肌瘤，症见小腹部结块，触之不坚，固定难移，行经量多，经期延长，经间期带下量多，胸脘痞闷，腰腹疼痛；舌体胖大，质暗有瘀点，苔白厚腻，脉弦或沉涩。若脾胃虚弱、正气不足，加党参、白术、黄芪；胸脘痞闷少食，加鸡内金、神曲；腰痛加桑寄生、续断；腹坠胀，加槟榔；顽痰交结，加瓦楞子、昆布、急性子。

## ◎ 大黄牡丹皮汤

【材料】大黄 10 克，牡丹皮 12 克，桃仁 9 克，冬瓜仁 12 克，芒硝 10 克，茯苓 12 克，赤芍 15 克。

【制法】将上药水煎。

【用法】每日 1 剂，早、晚分服。

【功效】 清热利湿，化瘀消癥。适用于湿热瘀阻型子宫肌瘤，症见小腹部结块，热痛起伏，触之疼痛，痛连腰骶，行经量多，经期延长，带下量多，色黄如脓，或赤白兼杂，兼有身热口渴，心烦不宁，大便秘结，小便黄赤；舌暗红，有瘀斑，苔黄，脉弦滑数。

## ◎ 通络消瘤汤

【材料】 红藤 15 ~ 30 克，路路通 15 ~ 30 克，土鳖虫 9 ~ 15 克，香附 9 ~ 15 克，青皮 9 ~ 15 克，三棱 9 ~ 15 克，乌药 9 ~ 15 克，蜈蚣 2 条，穿山甲 6 ~ 9 克，生黄芪 30 ~ 50 克。

【制法】 将上药水煎。

【用法】 每日 1 剂，早、晚各煎服 1 次，每次服 300 毫升左右，饭后 30 分钟服，3 个月为 1 个疗程。

【功效】 活血化瘀，补益气血。适用于气虚血瘀型子宫肌瘤。

## ◎ 大黄八珍汤

【材料】 酒大黄 12 克，黄芩 10 克，桃仁 15 克，杏仁 12 克，芍药 15 克，熟地黄 12 克，干漆粉 0.01 克（冲），虻虫 0.3 克（冲），水蛭粉 0.3 克（冲），虫粉 1.5 克（冲），当归 10 克，川芎 8 克，党参 20 克，炒白术 15 克，茯苓 12 克，炙甘草 10 克。

【制法】 将上药加清水早、晚各煎煮 1 次，取汁。

【用法】 每日 1 剂。早、晚各 1 次，温热口服。

【功效】 活血化瘀，补益气血。适用于血瘀兼虚型子宫肌瘤。

## ◎ 香棱汤

【材料】 木香 10 克，丁香 6 克，三棱 10 克，莪术 10 克，枳壳 10 克，小茴香 6 克，桂枝 15 克，茯苓 15 克，牡丹皮 12 克，桃仁 15 克，赤芍 15 克。

【制法】 将上药加清水早、晚各煎煮 1 次，取汁。

【用法】 每日 1 剂。早、晚各 1 次，温热口服。

【功效】 行气活血，破瘀消癥。适用于气滞血瘀型子宫肌瘤。

## ◎ 桃仁鳖金丸

【材料】 核桃仁 1000 克，黑芝麻 1000 克，大枣 1000 克，川贝母 60 克，茯苓 60 克，鳖甲 60 克，鸡内金 30 克。

【制法】 将大枣用水泡发蒸熟，去皮核制成泥；余味焙干研成细末，用枣泥与药末共和匀，制成丸，每丸重 10 克。

【用法】 每次 1 丸，每日 3 次，常服。

【功效】 益气养血，活血消癥。适用于子宫肌瘤，日久兼气血不足者。

## ◎ 乌梅僵蚕膏

【材料】 乌梅 248 克，僵蚕 248 克，蜂蜜 500 克。

【制法】 将乌梅去核净肉炒炭，僵蚕微炒带黄，共研细末，与蜂蜜炼为膏备用。

【用法】 每次 9 克，每日 2 次服食。

【功效】 收敛止血，消癥祛瘕。适用于阴道息肉、子宫息肉及子宫肌瘤等疾病。

## ◎ 药汁核桃仁

【材料】 核桃 100 个，大黄 50 克，桃仁 50 克，三棱 50 克，莪术 50 克。

【制法】 将核桃砸裂口，与后四味一起放入大砂锅内，加适量清水，武火煎沸，文火煎至药汁浓缩完；拣出核桃风干备用。

【用法】 每日分顿食核桃仁，从小量开始。逐渐增量至大便溏稀为度。可长期服用。

【功效】 活血，化瘀，消癥。适用于各种类型的子宫肌瘤，尤其伴见胸胁胀闷、舌质瘀紫等内瘀症状明显者。

## ◎ 加味消癥散

【材料】 炒当归 10 克，赤芍 10 克，白芍 10 克，石打穿 10 克，五灵脂 10 克，蒲黄 6 克（包煎），制香附 9 克，花蕊石 15 克（先煎），血竭末 4 克（吞），琥珀末 4 克（吞），黄芪 10 克，党参 15 克。

【制法】 将上药水煎。

【用法】 分服，日服 1 剂。

【功效】 化瘀消癥。适用于血瘀型子宫肌瘤，症见经行量多，周期失调，色紫红，有大小不等之血块，伴有腹痛，或不规则阴道出血，经期延长，小腹作胀，胸闷烦躁，腰酸纳少，舌质暗或有瘀点，苔正常，脉沉涩。妇科检查子宫增大质硬。

## ◎ 圣愈汤合消癥散

【材料】 丹参 10 克，赤芍 10 克，白芍 10 克，熟地黄 10 克，川芎 6 克，黄芪 15 克，党参 15 克，石打穿 10 克，三棱 9 克，莪术 9 克，土鳖虫 9 克，山楂 10 克。

【制法】 将上药水煎。

【用法】 分服，日服 1 剂。

【功效】 补气养血，化瘀消癥。适用于气血虚型子宫肌瘤，除常见症外，尚有面色萎黄、精神疲倦、头晕心悸、气短懒言、面浮肢肿等症。

## ◎ 鳖甲煎丸

【材料】 鳖甲 20 克，射干 9 克，黄芩 9 克，柴胡 6 克，鼠妇 3 克，干姜 5 克，大黄 5 克，赤芍 10 克，川桂枝 9 克，葶苈子 6 克，石韦 9 克，川厚朴 5 克，牡丹皮 9 克，瞿麦 9 克，凌霄花 6 克，制半夏 6 克，人参 15 克，阿胶 10 克，蜂房 3 克，赤硝 5 克，蜣螂 5 克，桃仁 9 克。

【制法】 将上药水煎。

【用法】 分服，日服 1 剂，或制丸，每丸 10 克，每次 1 丸，日服 2 次。

【功效】 滋阴养精，化瘀消癥。适用于子宫肌瘤兼阴精耗损证，除常见症外，尚有头晕腰酸，形体消瘦，面色暗黑，胸闷烦躁，五心烦热，大便坚，小便黄，脉细弦数，舌质红裂少苔。

## ◎ 子宫肌瘤经期方

【材料】 当归9克，熟地黄9克，白芍9克，茜草9克，刘寄奴9克，蒲黄炭9克，川芎9克，丹参15克，阿胶12克（烊化），益母草12克，紫草根15克。

【制法】 将上药加水500毫升，煎取200毫升。

【用法】 每日服2次。

【功效】 适用于子宫肌瘤，症见经期量多，少腹疼痛。

## ◎ 子宫肌瘤非经期方

【材料】 当归9克，川芎9克，熟地黄9克，白芍9克，桃仁9克，红花9克，三棱9克，莪术9克，昆布15克，海藻15克，丹参15克，刘寄奴15克，鳖甲15克。

【制法】 将上药加水500毫升，煎取200毫升。

【用法】 每日服2次。

【功效】 活血化瘀。适用于血瘀型子宫肌瘤。

## ◎ 加味生化汤

【材料】 当归24克，川芎15克，益母草30克，桃仁9克，黑姜6克，炒荆芥穗6克，炙甘草3克。

【制法】 将上药水煎。

【用法】 每日1剂，早、晚分服。

【功效】 祛瘀生新，温通经脉。适用于血瘀型子宫肌瘤、子宫肥大症。

## ◎ 莪术党参三棱汤

【材料】 莪术60克，党参30克，三棱30克，白术24克，牛膝15克，甘草9克。

【制法】 将上药水煎。

【用法】 每日1剂，1个月为1个疗程。

【功效】 活血化瘀，行气消癥。适用于子宫肌瘤。

## ◎ 银花蕺菜饮

**【材料】** 金银花 20 克，蕺菜 20 克，土茯苓 15 克，炒荆芥 15 克，生甘草 10 克，赤芍 15 克，牡丹皮 15 克，丹参 20 克，三棱 15 克，莪术 15 克，皂角刺 20 克。

**【制法】** 将上药加清水早、晚各煎煮 1 次，取汁。

**【用法】** 每日 1 剂。早、晚各 1 次，温热口服。

**【功效】** 解毒除湿，破瘀消癥。适用于血瘀兼湿热型子宫肌瘤。

# 药茶

## ◎ 山楂益母饮

**【材料】** 山楂 30 克，益母草 20 克，郁金 10 克，红糖适量。

**【制法】** 将山楂、益母草、郁金洗净，放入锅内，加水，煎 30 分钟，取汁，去渣，溶入红糖。

**【用法】** 分数次饮用。

**【功效】** 行气消积，活血化瘀。适用于子宫肌瘤。

## ◎ 橘叶紫苏茶

**【材料】** 鲜橘叶 20 克，紫苏梗 10 克，红糖 15 克。

**【制法】** 将上三味开水泡 15 分钟。

**【用法】** 代茶饮。

**【功效】** 行气止痛宽膈。适用于子宫肌瘤。

## ◎ 玫瑰茉莉茶

**【材料】** 干玫瑰花瓣 5 克，干茉莉 5 克，绿茶 9 克。

**【制法】** 将绿茶、玫瑰花、茉莉花放在大茶壶内，开水冲泡，等茶叶沉底后，先把茶汁倒出冷却，再续泡 2 次，待冷后一并装入玻璃瓶，放入冰箱冷冻，成为冰茶。

【用法】 经常饮用。

【功效】 理气，活血，调经。适用于气滞血瘀型子宫肌瘤。

### ◎ 二鲜茶

【材料】 鲜藕 120 克，鲜茅根 120 克。

【制法】 将鲜藕切片、鲜茅根切碎，用水煮汁。

【用法】 代茶饮。

【功效】 滋阴凉血，祛瘀止血。适用于血热瘀阻型子宫肌瘤。

### ◎ 山楂糖饮

【材料】 生山楂 20 克，鸡血藤 50 克，黄酒 20 毫升，红糖 30 克。

【制法】 将前三味入锅共煎汤。去渣取汁，调入红糖即可。

【用法】 上为 1 日量，分 2 次代茶饮，20 日为 1 个疗程。

【功效】 养血，活血，消瘤。适用于血瘀血虚型子宫肌瘤，可伴有月经量多、下血块等。

### ◎ 猕猴桃根饮

【材料】 猕猴桃根 60 克，鸡血藤 30 克，败酱草 12 克，木香 9 克。

【制法】 将上药加水煎汤取汁。

【用法】 每日 1 剂，分 3 次代茶饮，常服。

【功效】 清热解毒，化瘀消癥。适用于子宫肌瘤属瘀热内阻，月经量多，或崩漏带下者。

## 药粥

### ◎ 丹芍紫草粥

【材料】 丹参 30 克，赤芍 15 克，紫草 20 克，大黄 6 克，甘草 6 克，薏苡仁 60 克，白糖适量。

【制法】 将前五味药煎汤去渣，入薏苡仁、白糖煮成粥。

【用法】 每日 1 剂，分 2 次食，连服 15～20 日为 1 个疗程。

【功效】 清热解毒，活血消瘤。适用于子宫肌瘤属血瘀气滞，湿热瘀阻者。

## ◎ 苡仁枣粥

【材料】 薏苡仁 250 克，红枣 20 个，粳米 50 克。

【制法】 将薏苡仁洗净，红枣去核、洗净，粳米洗净，三者同放入锅熬煮，先以大火煮沸，再以小火熬 1 小时，即可食用。

【用法】 每日 2 次，连用 3～5 日。宜长期服用。

【功效】 健脾养血。适用于子宫肌瘤，伴月经失调。

## ◎ 苡仁丹参粥

【材料】 糯米 150 克，丹参 15 克，薏苡仁 30 克。

【制法】 将丹参加水，煎 30 分钟，去渣取汁。将糯米、薏苡仁洗净，入锅内，加入药汁，熬成粥即可食用。

【用法】 早、晚分服。

【功效】 活血祛瘀，化浊利湿。适用于子宫肌瘤。

## ◎ 桃仁粥

【材料】 桃仁 10～15 克，粳米 50～100 克。

【制法】 将桃仁捣烂如泥，加水研汁去渣，同粳米煮为稀粥。

【用法】 早、晚分服。

【功效】 活血通经，祛瘀止痛。适用于血瘀型子宫肌瘤。

## ◎ 加味桃仁粥

【材料】 桃仁 21 克，生地黄 30 克，桂心 10 克，粳米 100 克，生姜 1 克。

【制法】 将桃仁去皮尖，桂心研成末，将生地黄、桃仁、生姜以适量酒绞汁。先用水煮粳米做粥，沸后下桃仁等汁继续煮至熟，再调入桂心末。

【用法】 空腹服。

【功效】 活血通经，祛瘀止痛。适用于血瘀型子宫肌瘤。

## 药汤

### ◎ 田鸡丹参汤

【材料】 田鸡 250 克，丹参 30 克，鸡内金 15 克，食油适量。

【制法】 将田鸡去皮、内脏，洗净；丹参、鸡内金用纱布包好；油锅烧热，入田鸡爆炒一下，加水适量及药包，小火炖煮 30 分钟，调味即可。

【用法】 食田鸡饮汤，每日 1 次，连服半个月。

【功效】 益精血，消肌瘤。适用于子宫肌瘤，瘤体不大，兼体虚精亏者。

### ◎ 银耳藕粉汤

【材料】 银耳 25 克，藕粉 10 克，冰糖适量。

【制法】 将银耳泡发后加适量冰糖炖烂，入藕粉冲服。

【用法】 佐餐服用。

【功效】 清热润燥止血。适用于子宫肌瘤，月经量多，血色鲜红者。

### ◎ 海米萝卜汤

【材料】 白萝卜 500 克，海米 50 克，鲜生姜 10 克，猪油 25 克，香菜、精盐各适量。

【制法】 将白萝卜洗净，刮去皮，切成丝；鲜生姜去皮，切细丝；香菜切段；海米用温水浸软。将汤锅洗净，置大火上，添入 2 千克清水，放入猪油，煮沸后，加入白萝卜丝煮至五成熟，撇去浮沫，再放入海米、生姜丝，待白萝卜煮至柔软，发出白萝卜的清香味时，加入精盐调味，出锅前撒入香菜段，倒入汤盆内即成。

【用法】 佐餐食用。

【功效】 行气散结。适用于气滞血瘀型子宫肌瘤。

## ◎ 当归生姜羊肉汤

【材料】 羊瘦肉 500 克，当归 25 克，生姜 750 克，大茴香、桂皮、精盐各适量。

【制法】 将当归、生姜装入布袋，用线扎好，与洗净切成块的羊肉一同放入砂锅，加大茴香、桂皮和清水适量，用大火烧开，撇去浮沫，再用小火焖煮至羊肉熟烂，去大茴香、桂皮和药袋即成。

【用法】 佐餐食用。

【功效】 散寒补血，温脾健胃，调经散风。适用于子宫肌瘤属体弱者。

## ◎ 黑木耳煲红枣汤

【材料】 黑木耳 50 克，红枣 20 ～ 30 颗，水 1000 毫升。

【制法】 将黑木耳浸软，红枣去核。将两味洗净放入煲内煎水至两碗即可。

【用法】 佐餐食用。

【功效】 润燥利肠，养血止血。适用于子宫肌瘤。

## ◎ 炖肉当归汤

【材料】 炖肉 3 块，当归 50 克，红枣 10 颗，黑豆 100 克，生姜 2 片，水 2000 毫升。

【制法】 将材料放入煲内，水滚转慢火煲 2 小时即可。

【用法】 佐餐食用。

【功效】 补血行气。适用于子宫肌瘤。

## ◎ 桃仁牛血羹

【材料】 桃仁 12 克，新鲜牛血（已凝固者）200 克。

【制法】 将上两味加清水 500 毫升煲汤，加食盐少许调味。

【用法】 佐餐食用，每日 1 ～ 2 次。

【功效】 活血通络，补血润肠。适用于血瘀型子宫肌瘤。

保健菜肴

## ◎ 陈皮木香烧肉

【材料】 陈皮 3 克，木香 3 克，猪瘦肉 200 克，植物油、精盐各适量。

【制法】 将陈皮、木香焙脆，研末备用。在锅内放植物油少许，烧热后，放入猪瘦肉片炒片刻，再放适量清水烧煮，将熟时入陈皮末、木香末、精盐搅匀，即成。

【用法】 食肉饮汤。

【功效】 疏肝理气。适用于肝郁气滞型子宫肌瘤。

## ◎ 三鲜佛手丸

【材料】 猪瘦肉 60 克，鲜鱼肉 60 克，嫩豆腐 2 块，佛手柑 6 克，鲜菠菜 10 克，生姜 10 克，葱 10 克，精盐、酱油、黄酒、生粉、面粉各少许。

【制法】 将猪瘦肉洗净，绞酱；鲜鱼肉去骨，绞酱；嫩豆腐压成豆腐泥；佛手柑研粉；菠菜放至开水中略烫。将豆腐泥、猪肉酱、鱼酱分别加盐、酱油、佛手柑粉、生姜末、葱花调匀，再加入生粉、面粉，分别和成面团状，备用。汤锅加水烧沸，用汤匙取豆腐泥 1 匙，成汤团状，下锅，煮 3 分钟即可捞取，再用同法把猪肉酱、鱼肉酱分别做成丸子。加水、黄酒将 3 种丸子焖煮 5 分钟，再加入菠菜煮沸，即成。

【用法】 佐餐食用。

【功效】 理气健脾补胃。适用于脾胃虚弱型子宫肌瘤。

## ◎ 三丝芦笋

【材料】 鲜芦笋 10 克，胡萝卜半个，冬笋尖 3 块，鸡胸肉 2 片，生姜 5 克，葱 5 克，橄榄油 2 匙，白糖、精盐、生粉各适量。

【制法】 将芦笋、胡萝卜、冬笋尖切丝；鸡胸肉去肥脂，切丝，放黄酒、生粉糊中浸泡 5 分钟。然后放上炒锅，倒入橄榄油，放入生姜、葱略爆，即倒入鸡丝急炒，再放入芦笋、胡萝卜、冬笋等三丝同炒，再放入盐、黄酒、白糖，调匀后起锅即成。

【用法】佐餐食用。

【功效】益气散结。适用于气虚血瘀型子宫肌瘤。

◎ 莴苣烩鱼丝

【材料】莴苣 500 克，鱼丝 125 克，植物油、精盐各适量。

【制法】将上两味用植物油炝锅，入精盐炒熟。

【用法】佐餐食用。

【功效】补气益血。适用于子宫肌瘤。

◎ 猪肝炒黄豆芽

【材料】猪肝 300 克，鲜黄豆芽 250 克，植物油、精盐各适量。

【制法】将上两味加植物油、精盐炒熟服食。

【用法】每晚 1 次。

【功效】补气益血。适用于子宫肌瘤。

◎ 昆布海藻煎

【材料】昆布 50 克，海藻 30 克，大枣 10 个，蜂蜜 30 毫升。

【制法】将前三味水煎，以熟烂为度，入蜂蜜调味即可。

【用法】空腹服食，每日 2 次，每日 1 剂，服 1 个月为 1 个疗程。

【功效】消癥散结，佐以益气扶正。适用于子宫肌瘤。

◎ 桂皮鸡蛋煎

【材料】桂皮 12 克，小茴香 12 克，乳香 10 克，没药 10 克，鸡蛋 6 个。

【制法】将前五味同放锅内煎煮；蛋熟去壳再煮 1 小时，使鸡蛋发黑，汁收尽。

【用法】每日 2 次，每次 1 个蛋，连服 50 个鸡蛋为 1 个疗程。

【功效】温经祛寒，养血消癥。适用于子宫肌瘤，证属寒凝血滞，瘀血内阻者。

◎ 壁虎莪术煮鸡蛋

【材料】 鸡蛋2枚，壁虎5只，莪术9克。

【制法】 将上三味加水400毫升共煮，待蛋熟后剥壳再煮。

【用法】 弃药食蛋，每晚服1次。

【功效】 破血行气，解毒。适用于血瘀型子宫肌瘤。

◎ 益母草陈皮煮鸡蛋

【材料】 益母草50～100克，陈皮9克，鸡蛋2枚。

【制法】 将上三味加水适量共煮，蛋熟后去壳，再煮片刻。

【用法】 吃蛋饮汤。月经前，每日1次，连服数次。

【功效】 理气活血调经。适用于子宫肌瘤。

◎ 延叶当归炖瘦肉

【材料】 延胡索9克，艾叶9克，当归9克，猪瘦肉60克，食盐少许。

【制法】 将前三味加水3碗，煎成1碗，去药渣，再入猪肉煮熟，用食盐调味服食。

【用法】 月经前，每日1剂，连服5～6剂。

【功效】 补血调血，散寒开胃，益气健脾，温经止痛。适用于子宫肌瘤。

**贴脐**

◎ 方1

【组方】 蜣螂1条，威灵仙10克。

【用法】 将上药分别焙干研末，用适量黄酒调敷脐中，膏药盖贴。每日1次，每次贴约1小时，经期停用。

## ◎ 方 2

【组方】 半夏 10 克，葱白 6 克。

【用法】 将上药共捣为泥，敷于脐中，覆以伤湿膏，每日换 1 次，5 日为 1 个疗程。

## ◎ 方 3

【组方】 当归尾 30 克，白芷 30 克，赤芍 30 克，丹参 30 克，小茴香 30 克，生艾叶 30 克，穿山甲 20 克。

【用法】 将上述药装入长 21 厘米、宽 15 厘米的纱布袋，先用水浸泡数小时，再隔水蒸 15 分钟，取出待温热后置于小腹上热敷，如冷却再放置热水袋加温。每日 1 剂，每日热敷 2 次，每次 20 ～ 30 分钟，20 次为 1 个疗程。

### 按摩

【取穴】 神阙、气海、关元、天枢、四海、归来、子宫、气冲、血海、三阴交。

【操作方法】

（1）患者取仰卧位，操作者站于其旁，用拇指指腹按揉神阙、气海、关元、天枢、四海、归来、子宫、气冲、血海、三阴交，每穴 1 分钟。

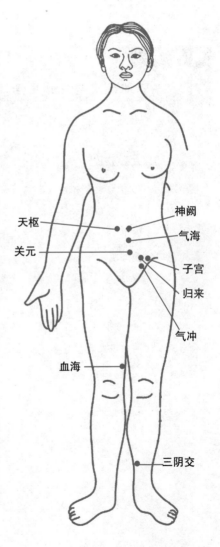

天枢
神阙
气海
关元
子宫
归来
气冲
血海
三阴交

（2）手掌搓热后，放置小腹部，沿顺时针方向摩腹 36 圈后，改逆时针方向摩腹 36 圈。

（3）用手掌自上而下平推腰背部 10 ~ 15 次，以酸胀为度。

本按摩方具有理气活血、化瘀消癥的作用。每日按摩 1 次，10 次为 1 个疗程，经期停止按摩。

.

❤ 爱心小贴士

### 子宫肌瘤患者日常生活调养注意事项有哪些？

（1）劳逸结合　防止过度疲劳，经期尤须注意休息。

（2）饮食适度　多吃蔬菜、水果，少食辛辣食品。可吃芋艿、海蜇、海带等消癥散结之物。如果月经量过多，要多吃富含铁质的食物，以防缺铁性贫血。不要摄取含有雌激素的药品，绝经以后尤应注意，以免促使子宫肌瘤长大。

（3）注意卫生　保持外阴清洁、干燥，内裤宜宽大。若白带过多，应注意随时冲洗外阴。

（4）定期复查　患有子宫肌瘤的患者，应定期检查，如3~6个月做1次B超或妇科检查。

（5）注意避孕　患子宫肌瘤的妇女在做人工流产后，子宫复旧缓慢，会引起长时间的出血或易感染，出现慢性生殖器炎症，因此应注意避孕。

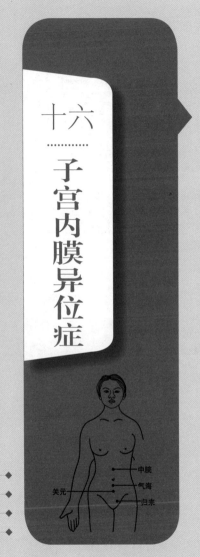

十六

子宫内膜异位症

病因

症状

预防

调养

中脘

气海

关元

归来

子宫内膜异位症是指具有生长功能的子宫内膜，在子宫被覆面以外的地方生长繁殖而形成的一种妇科疾病。在正常情况下，子宫内膜覆盖于子宫体腔面，如因某种因素，使子宫内膜在身体其他部位生长，即可成为子宫内膜异位症。子宫内膜最常异位于卵巢、子宫骶骨韧带、直肠阴道隔、子宫直肠凹陷等盆腔内部，亦可见于脐、膀胱、剖宫手术疤痕、肺等远处。此病一般仅见于生育年龄妇女，以30～40岁妇女居多，初潮前无发病者，绝经后异位内膜组织可逐渐萎缩和被吸收，妊娠或使用性激素抑制卵巢功能可暂时阻止此病的发展。

# 病 因

1. 西医病因

子宫内膜异位症的病因尚未完全清楚，目前主要有以下3种解释：

（1）**逆流学说**　月经经过输卵管逆流进入盆腔，这时会将脱落的子宫内膜带入盆腔，使得子宫内膜在其他部位种植，引起子宫内膜异位症的发生。

（2）**良性转移学说**　子宫内膜组织由于某种原因可以经过淋巴或静脉等途径播散，这样就会引起子宫内膜异位症。

（3）**体腔上皮化生学说**　女性的卵巢、盆腔等发生炎症，而卵巢生发上皮、盆腔腹膜等都起源于体腔上皮，这时在炎症的长期刺激下，就会形成子宫内膜异位症。

2. 中医病因

中医学无"子宫内膜异位症"的名称。但据本病症的临床表现，属中医学"痛经""癥瘕""无子""断绪"及"月经不调"等范畴。因多种原因造成离经之血当行不行，当泻不泻，停滞体内造成瘀血。瘀在少腹"不通则痛"；瘀阻冲任导致不孕或月经不调；瘀滞日久，积聚而成癥瘕，进而影响下焦腑气通畅，局部湿浊痰凝，变生临床诸多证候。

# 症  状

（1）**痛经**  子宫内膜异位症最典型的症状为继发性痛经，并随局部病变的进展而渐进性加重。典型的痛经多于月经开始前 1～2 日出现，月经第 1 日最剧烈，以后逐渐减轻并持续整个月经期。疼痛部位多为下腹深部和腰骶部，可向会阴、肛门、大腿放射。患者表现为腹痛剧烈，需要卧床休息，严重影响工作生活，伴有腰酸痛、肛门坠痛，部分患者伴有直肠刺激症状，表现为稀便和大便次数增加。

（2）**慢性盆腔痛**  子宫内膜异位症与慢性盆腔痛关系密切。多数患者同时合并有慢性盆腔痛症状，70%～94% 的慢性盆腔痛患者经腹腔镜证实患有子宫内膜异位症。

（3）**性交痛**  多见于直肠子宫陷凹有异位病灶或因病变导致子宫后倾固定的患者。性交时由于碰撞和子宫收缩、向上提升而引起疼痛，一般表现为深部性交，月经来潮前性交疼痛更明显。

（4）**月经异常**  临床可见有经量异常，少数患者可有经期延长、经间期不规则出血、经前期点滴出血等表现。

（5）**不孕**  25%～50% 的不孕症妇女合并有不同程度的子宫内膜异位症，而在被确诊的子宫内膜异位症患者中有 30%～50% 合并有不孕症。

（6）**急腹痛**  子宫内膜异位囊肿经常会由于经期囊内出血、压力增加而多次出现小的破裂，但立即被周围组织粘连而仅造成一过性的下腹部或盆腔深部疼痛。如较大子宫内膜异位囊肿出现大的破裂时，囊肿内的血液流入盆、腹腔则可引起突发性剧烈腹痛，伴恶心、呕吐和肛门坠胀。破裂时间多发生在经期前后或经期，部分也可发生在排卵期，破裂前多有性生活或其他腹压增加的情况，其症状类似输卵管妊娠破裂，但无其他腹腔内出血的表现。此种临床表现为妇科急症。

# 预 防

（1）**强身健体**　体质好的女性，其免疫系统较为健全，体内的吞噬细胞活跃，能处理流窜的经血和内膜组织，有一定的抗病能力与耐受能力。因此，应经常进行身体锻炼，增强体质。

（2）**注意经期卫生**　经期及经行前后绝对不可性交，经期不应做妇科检查，尽量减少妇产科手术。

（3）**防止与减少经血倒流**　对子宫位置不正常、处女膜闭锁、子宫颈狭窄、阴道瘢痕等易致经血外流不畅或经血潴留者应及早纠正。经期避免重体力劳动及远距离骑自行车、游泳等运动。慎用阴道塞。

（4）**防止医源性移植**　不在经前、经期或刮宫后进行输卵管通气、通液，或子宫输卵管造影术。进行人工流产术时，动作应轻巧，吸宫时应避免突然降低宫腔内负压。剖宫取胎或剖宫产时，应仔细手术，保护好腹壁切口，防止手术引起的子宫内膜种植。

（5）**做好避孕**　认真做好避孕措施，减少人工流产，是防止子宫内膜碎屑进入盆腔的重要措施。

（6）**重视既往史**　子宫内膜异位症有一定的家族遗传倾向，对有此倾向者，婚后不宜避孕，应及时妊娠；此外，宜采用口服避孕药避孕。

（7）**药物预防**　服用桂枝茯苓胶囊或桂枝茯苓丸有一定的预防作用。

# 调 养

中药方剂

◎ **丝瓜络灰**

【材料】络石藤 90 克，丝瓜络 60 克，益母草 60 克，马鞭草 60

克，茜草根 6 克，红糖少许。

【制法】 将丝瓜络烧灰，其余诸药煎汤取汁，入红糖搅匀。

【用法】 上为 1 日量，以药汁冲服丝瓜络灰，分早、晚 2 次食。于经前、经期用。

【功效】 活血通络，消瘀止痛。适用于子宫内膜异位症所致痛经。

## ◎ 乳香没药散

【材料】 延胡索 50 克，乳香 30 克，没药 30 克，五灵脂 30 克，黄酒适量。

【制法】 将前四味研为细末备用。

【用法】 以黄酒冲服药末 3 ~ 6 克，每日 2 次，经前、经期服用。

【功效】 散瘀通经，消肿定痛。适用于子宫内膜异位症或盆腔炎性痛经，属气血瘀滞者。

## ◎ 地龙枳壳散

【材料】 地龙 9 克，枳壳 9 克，葛根 30 克，红糖少许。

【制法】 将地龙研成粉，后三味加水煎汤取汁。

【用法】 上为 1 日量，用药汁分 2 次冲服地龙粉，连服 10 日为 1 个疗程。

【功效】 清热活血，通络止痛。适用于子宫内膜异位症，伴痛经、不孕者。

## ◎ 川楝子散

【材料】 川楝子 300 克，延胡索 300 克，酒或红糖适量。

【制法】 将上两味焙干，研为细末备用。

【用法】 每日 3 次，每次 6 克，温酒水或红糖水送服，经期、经前连用。

【功效】 清肝活血，行气止痛。适用于痛经或子宫内膜异位症属气滞血阻之痛症。

## ◎ 异位粉

【材料】 地龙、蜈蚣、水蛭、虻虫、土鳖虫各等份。

【制法】 将上药共研细末备用。

【用法】 每日 1 次，吞服用每次 3 克，包煎用每次 6 克饮服。服 20 日为 1 个疗程。

【功效】 消肿逐瘀，散结化积。适用于子宫内膜异位症，症见痛经、盆腔有异位病灶可触及者。

## ◎ 棉花子散

【材料】 棉花子 100 克，红糖适量。

【制法】 将棉花子炒黄去壳，研细末。

【用法】 每次 9 克，每日 2 次，用黄酒冲服，长期服用。

【功效】 温肾补虚，调经止痛。适用于子宫内膜异位症，属肾虚血瘀者。

## ◎ 鳖甲琥珀散

【材料】 醋鳖甲 60 克，琥珀 30 克，酒大黄 15 克，黄酒适量。

【制法】 将上药共研细末备用。

【用法】 每次 6 克，每日 2 次，用温开水或黄酒水送服，于经前、经期连服 7 日。

【功效】 消结散瘀，活血止痛。适用于子宫内膜异位症，症见痛经较甚，经血不利，盆腔有瘀块者。

## ◎ 少腹逐瘀汤

【材料】 小茴香 6 克，干姜 6 克，延胡索 20 克，没药 10 克，当归 12 克，川芎 10 克，肉桂 3 克，赤芍 15 克，蒲黄 12 克（包煎），五灵脂 10 克。

【制法】 将上药加清水早、晚各煎煮 1 次，取汁。

【用法】 每日 1 剂。早、晚各 1 次，温热口服。

【功效】 活血化瘀，祛瘀止痛。适用于气滞血瘀型子宫内膜异位症。

◎ 温胞饮

【材料】 党参 20 克，当归 15 克，川芎 15 克，白芍 15 克，肉桂 3 克，莪术 10 克，牡丹皮 12 克，甘草 6 克，牛膝 15 克，巴戟天 10 克，补骨脂 10 克，菟丝子 12 克，杜仲 15 克，白术 12 克，山药 15 克。

【制法】 将上药加清水早、晚各煎煮 1 次，取汁。

【用法】 每日 1 剂。早、晚各 1 次，温热口服。

【功效】 温经散寒，祛瘀止痛。适用于寒凝血瘀型子宫内膜异位症。

◎ 清热调血汤

【材料】 牡丹皮 15 克，黄连 6 克，生地黄 15 克，当归 12 克，白芍 15 克，川芎 10 克，红花 10 克，桃仁 12 克，莪术 10 克，香附 15 克，延胡索 15 克，红藤 15 克，败酱草 15 克，薏苡仁 12 克，槐花 12 克，地榆 12 克。

【制法】 将上药加清水早、晚各煎煮 1 次，取汁。

【用法】 每日 1 剂。早、晚各 1 次，温热口服。

【功效】 清热除湿，化瘀止痛。适用于湿热蕴结型子宫内膜异位症。

◎ 当归川芎汤

【材料】 当归身 10 克，川芎 10 克，熟地黄 15 克，香附 12 克，白芍 15 克，茯苓 12 克，陈皮 6 克，吴茱萸 10 克，牡丹皮 10 克，延胡索 20 克。

【制法】 将上药加清水早、晚各煎煮 1 次，取汁。

【用法】 每日 1 剂。早、晚各 1 次，温热口服。

【功效】 养血活血。适用于气血虚弱型子宫内膜异位症。

◎ 膈下逐瘀汤

【材料】 当归 10 克，川芎 6 克，赤芍 15 克，桃仁 9 克，红花 9 克，枳壳 10 克，延胡索 10 克，炒五灵脂 10 克，牡丹皮 10 克，乌药 10 克，香附 10 克，甘草 6 克。

【制法】 将上药加清水早、晚各煎煮 1 次，取汁。

【用法】 每日 1 剂。早、晚各 1 次，温热口服。

【功效】 疏肝理气，活血化瘀。适用于气滞血瘀型子宫内膜异位症，症见经前下腹胀痛，经行痛剧，痛引腰骶，痛甚昏厥，腹痛拒按，经行不畅，夹有血块，块下痛减，肛门坠胀，经前乳房胀痛，胸闷不舒，性交疼痛；舌紫暗，边尖有瘀点，苔薄白，脉弦。

## ◎ 归肾丸加桃红四物汤

【材料】 桃仁 9 克，红花 9 克，川芎 9 克，当归 10 克，赤芍 10 克，地黄 10 克，山药 10 克，山茱萸 10 克，枸杞子 10 克，杜仲 10 克，菟丝子 10 克。

【制法】 将上药加清水早、晚各煎煮 1 次，取汁。

【用法】 每日 1 剂。早、晚各 1 次，温热口服。

【功效】 补肾填精，活血化瘀。适用于肾虚血瘀型子宫内膜异位症，症见经行腰腹疼痛，后期加重，阴部空坠，大便频、质稀，月经量少、色暗淡、质稀，或伴有头晕失眠，腰膝酸软，形寒肢冷，性欲减退或不孕；舌淡暗体胖，或边有瘀斑，苔薄或白腻，脉沉细。

## ◎ 举元煎合桃红四物汤

【材料】 人参 10 克，白术 10 克，黄芪 15 克，升麻 3 克，炙甘草 6 克，桃仁 10 克，红花 10 克，当归 10 克，川芎 10 克，赤芍 10 克，生地黄 10 克。

【制法】 将上药加清水早、晚各煎煮 1 次，取汁。

【用法】 每日 1 剂。早、晚各 1 次，温热口服。

【功效】 益气活血，化瘀散结。适用于气虚血瘀型子宫内膜异位症，症见经期或经后小腹坠痛，喜温按，经行量多、色淡、质稀，或有血块，神疲乏力，面色淡白无华，口淡无味，纳少便溏或大便干燥；舌质淡胖，舌边齿痕，苔白，脉沉细。

## ◎ 小柴胡汤合桃核承气汤加味

【材料】 柴胡 12 克，黄芩 9 克，人参 10 克，半夏 9 克，生姜 5 克，桃仁 12 克，桂枝 10 克，大黄 12 克，芒硝 6 克，牡丹皮 10 克，红藤 15 克，败酱草 10 克。

【制法】 将上药加清水早、晚各煎煮 1 次，取汁。

【用法】 每日 1 剂。早、晚各 1 次，温热口服。

【功效】 清热活血，消癥散结。适用于热郁血瘀型子宫内膜异位症，症见下腹疼痛，有灼热感，经行腹痛加剧，月经先期，量多，色暗红，质稠，夹有血块，或淋沥不断，心情烦躁，口干喜饮，溲黄便干，白带色黄量多；舌红，苔薄黄，边尖有瘀点，脉弦数。

## ◎ 妇痛宁

【材料】 血竭 3 克，莪术 10 克，穿山甲 10 克，海藻 10 克，昆布 10 克，鳖甲 15 克，皂角刺 15 克，薏苡仁 15 克。

【制法】 将上药加清水早、晚各煎煮 1 次，取汁。

【用法】 每日 1 剂。早、晚各 1 次，温热口服。

【功效】 化痰软坚，活血消癥。适用于痰湿瘀阻型子宫内膜异位症，症见经前或经期小腹坠痛，喜温，月经先后不定期，经量略少，色淡暗，夹有血块，带下量多，小腹坠胀，脘闷纳呆，口中黏腻，神疲乏力，大便不爽；舌质淡暗，苔厚腻，脉沉涩。

## ◎ 消异方

【材料】 三棱 15 克，莪术 15 克，五灵脂 15 克，生蒲黄 15 克，续断 20 克，苍术 20 克，香附 15 克，海藻 15 克，昆布 15 克。

【制法】 将上药水煎。

【用法】 每日 1 剂，早、晚 2 次分服，连用 3 个月为 1 个疗程。

【功效】 活血消癥。适用于各种类型子宫内膜异位症。

## ◎ 消癥汤

【材料】党参 25 克，白术 15 克，黄芪 25 克，当归 15 克，海螵蛸 20 克，薏苡仁 15 克，败酱草 15 克，茜草 15 克，桂枝 15 克，茯苓 20 克，甘草 10 克。

【制法】将上药水煎。

【用法】每日 1 剂，早、晚 2 次分服，连用 3 个月为 1 个疗程。

【功效】活血消癥。适用于各种类型子宫内膜异位症。

## ◎ 自拟温阳化瘀消异汤

【材料】巴戟天 20 克，菟丝子 20 克，党参 20 克，黄芪 20 克，丹参 20 克，淫羊藿 15 克，当归 12 克，赤芍 12 克，三棱 9 克，莪术 9 克，五灵脂 9 克，夏枯草 18 克，土鳖虫 6 克，大黄 6 克（后下），血竭 3 克（研粉冲服），炙甘草 6 克。

【制法】将上药水煎。

【用法】每日 1 剂，早、晚分服，3 个月为 1 个疗程。

【功效】温经活血止痛，化湿祛瘀消癥。适用于寒凝血瘀型子宫内膜异位症，经期需停药。

## ◎ 荔枝核散

【材料】荔枝核 30 克，木香 30 克。

【制法】将荔枝核、木香炒黑，研细末。

【用法】每次 3 克，温酒送下。经前 3 日开始服，每日 2 次，服至经净。

【功效】行气散结，祛寒止痛。适用于气滞血瘀型子宫内膜异位症。

**药茶**

## ◎ 黑豆红花饮

【材料】黑豆 30 克，红花 6 克，红糖 30 克。

【制法】 将黑豆、红糖及红花同入锅，加水 2 升，煮沸 10 分钟后取汁。

【用法】 代茶饮。

【功效】 活血化瘀，缓急止痛。适用于血瘀型子宫内膜异位症。

## ◎ 桃仁蛤粉饮

【材料】 桃仁 15 克，莪术 12 克，香附 12 克，海蛤粉 30 克，米醋适量。

【制法】 将上药用醋水各半煎汤，去渣取汁。

【用法】 每日 1 剂，早、晚温服，20 日为 1 个疗程。

【功效】 豁痰软坚，活血通经。适用于子宫内膜异位在卵巢之巧克力囊肿等积聚症。

## ◎ 核桃山楂茶

【材料】 核桃仁 150 克，山楂 50 克，白糖 200 克。

【制法】 将核桃仁洗净，用水略泡，磨成浆状；山楂用水洗净，用水煎煮 3 次，合并煎液过滤，浓煎 1000 毫升，对入白糖及核桃浆，继续煮沸，出锅晾凉。

【用法】 分次服用，代茶饮，经常喝。

【功效】 补肾活血，润肠止痛。适用于子宫内膜异位症，经来小腹疼痛、腰酸等，属肾虚血瘀者。

## ◎ 双耳茶

【材料】 银耳 15 克，黑木耳 15 克，红糖适量。

【制法】 将上两味泡发后，加水煮软烂，加入红糖调服。

【用法】 每日 1 次，连服 1 个月。

【功效】 活血化瘀，祛瘀止痛。适用于气滞血瘀型子宫内膜异位症。

## ◎ 丹参红糖茶

【材料】 丹参 30 克，红糖 30 克。

【制法】 将丹参加水 500 毫升，煮沸后用微火煎 30 分钟取汁，加入红糖。

【用法】 代茶饮，于经前 3 日开始，连服 10 日。

【功效】 活血化瘀。适用于子宫内膜异位症。

## ◎ 海带绿豆糖茶

【材料】 海带 60 克，绿豆 150 克，红糖适量。

【制法】 将上两味加水煲汤，再加红糖调味。

【用法】 每日 1 次，连服 3 ～ 5 日。

【功效】 活血化瘀。适用于子宫内膜异位症。

# 药酒

## ◎ 红花山楂酒

【材料】 红花 50 克，山楂片 300 克，白酒 500 毫升。

【制法】 将前两种药浸入酒中，1 周后即可。

【用法】 每月月经前 3 日开始服，每日 2 次，每次 10 毫升。

【功效】 活血化瘀，通经止痛。适用于子宫内膜异位症，症见瘀血内阻，经行不畅，小腹坠胀疼痛者。

## ◎ 当归肉桂甜酒

【材料】 当归 30 克，肉桂 6 克，甜酒 500 毫升。

【制法】 将当归、肉桂浸泡在甜酒中 1 周以上。

【用法】 每次 30 ～ 60 毫升，每日 2 次，经前、经期服用。

【功效】 温经祛寒，活血通脉。适用于子宫内膜异位症所致痛经，属寒凝血瘀者，或伴见月经错后。

药粥

◎ 大枣龙眼粥

【材料】 大枣 20 枚，龙眼肉 50 克，紫糯米 100 克。

【制法】 将大枣和龙眼肉用水洗净备用。将紫糯米用清水淘洗后，与备好的大枣和龙眼肉同时放入砂锅内，加水适量，先用武火将粥煮沸，再改用文火慢煮 4 小时左右即可食用。

【用法】 佐餐服用。

【功效】 通经活血，益气止痛。适用于子宫内膜异位症。

◎ 粳米桂心粥

【材料】 粳米 60 克，桂心 5 克（研末）。

【制法】 将粳米加水 600 毫升煮粥，半熟时加入桂心末煮至粥熟。

【用法】 于月经前 2 日开始，每日 1 剂，连服 1 周。

【功效】 温经散寒，祛瘀止痛。适用于寒凝血瘀型子宫内膜异位症。

◎ 粳米薤白粥

【材料】 粳米 60 克，薤白 10 克。

【制法】 将粳米、薤白同入锅，加水 1 升煮粥。

【用法】 每晨服 1 次，经前开始，连服 1 周。

【功效】 通阳行气，宽胸止痛。适用于气滞血瘀型子宫内膜异位症，症见经行腹痛，胀满不适。

◎ 阳起石牛肾粥

【材料】 阳起石 30 克，牛肾 1 个，大米 50 克。

【制法】 将阳起石用纱布包裹，加水 1.5 升煎 1 小时，取澄清煎液，入牛肾、大米、适量水，如常法煮粥，粥熟后入油盐及调料食。

【用法】 佐餐服用，每日 1 次。

【功效】 补肾气，益精髓，祛湿痹。适用于阳虚血瘀型子宫内膜异位症。

## 药汤

### ◎ 木耳汤

【材料】 黑木耳 15 克，红糖适量。

【制法】 将黑木耳、红糖共加水 500 毫升，煮烂服用。

【用法】 每日 1 剂，分 2 次服。

【功效】 活血散瘀。适用于血瘀型子宫内膜异位症。

### ◎ 血竭鲫鱼汤

【材料】 血竭 10 克，乳香 10 克，鲫鱼 1 条（约 250 克）。

【制法】 将血竭、乳香装入鲫鱼腹中，加水 500 毫升煮汤。

【用法】 服汤食肉。每日 1 次，连服 3 ～ 5 日。

【功效】 活血，行气，化瘀。适用于气滞血瘀型子宫内膜异位症。

### ◎ 延灵汤

【材料】 五灵脂 20 克，白芍 20 克，当归 15 克，川芎 12 克，延胡索 30 克，红糖 30 克。

【制法】 将前五味加水煎汤，去渣取汁，冲红糖。

【用法】 每日 1 剂，分早、晚 2 次温热服，经前 3 日开始，连服 1 周。

【功效】 养血活血，祛瘀通经。适用于子宫内膜异位症所致痛经，属血虚血瘀者。

### ◎ 止痛汤

【材料】 党参 15 克，赤芍 12 克，川芎 12 克，三棱 9 克，莪术 9 克，三七粉 3 克，红糖适量。

【制法】 将前五味加水煎汤，去渣取汁入红糖即可。

【用法】 用药汁冲服三七粉，每次 3 克，每日服 2 次，经前连服 5 日。

【功效】 益气活血，消瘕止痛。适用于子宫内膜异位症所致痛经，属血瘀兼气虚者。

## ◎ 异位汤

【材料】 三棱 12 克，莪术 12 克，香附 15 克，蒲黄 10 克，五灵脂 10 克，黄酒、红糖适量。

【制法】 将上药加水煎汤，去渣取汁，可入红糖调味。

【用法】 每日 1 剂，分早、晚温服，经前、经期连服 10 日为 1 个疗程。

【功效】 行气破瘀，消积止痛。适用于子宫内膜异位症经来腹痛严重，属瘀血阻滞者。

## ◎ 丹参当归汤

【材料】 丹参 30 克，白芍 25 克，当归 12 克，陈皮 12 克，川芎 9 克，乌药 9 克，延胡索 9 克，柴胡 6 克，红糖适量。

【制法】 将上药加水煎汤，去渣取汁，入红糖调味。

【用法】 上为 1 日量，分早、晚温服，每次经前至经期连服 7 日，连服 3 个周期为 1 个疗程。

【功效】 活血理气，通瘀止痛。适用于痛经较重之子宫内膜异位症，属气滞血瘀者。

## ◎ 黄芪乌鸡汤

【材料】 雄乌骨鸡 1000 ～ 1500 克（切块），黄芪 100 克。

【制法】 将鸡洗净，黄芪切段，加水没过鸡面，煮沸后小火炖至烂熟，加调味服食。

【用法】 经前 3 日开始服，5 日服完，隔夜加热。

【功效】 养血活血。适用于气血虚弱型子宫内膜异位症。

## ◎ 鳖甲白鸽汤

【材料】 鳖甲 30 克，白鸽 1 只，米酒适量。

【制法】 将鳖甲放入洗净的白鸽腹内，加清水适量，米酒少许，放瓦盅内隔水炖熟，调味服食。

【用法】 饮汤食肉，每日 1 次，连服 3 ~ 5 日。

【功效】 滋阴补益，活血化瘀。适用于子宫内膜异位症。

## ◎ 黄豆昆布海藻汤

【材料】 黄豆 150 ~ 200 克，昆布 30 克，海藻 30 克。

【制法】 将昆布、海藻、黄豆煲汤服食，加盐或加糖调味均可。

【用法】 每日 1 次。

【功效】 清热除湿，化瘀止痛。适用于湿热蕴结型子宫内膜异位症。

# 保健菜肴

## ◎ 益母草煮鸡蛋

【材料】 益母草 45 克，延胡索 15 克，鸡蛋 2 个。

【制法】 将益母草、延胡索、鸡蛋入锅，加水 800 毫升同煮，蛋熟后去壳略煮即可。

【用法】 吃蛋饮汤。月经前 2 日开始服，每日 1 次，连服 5 日。

【功效】 活血化瘀。适用于血瘀型子宫内膜异位症。

## ◎ 血藤炖河蟹

【材料】 鸡血藤 30 克，河蟹 250 克，米酒适量，食盐少许。

【制法】 将鸡血藤、河蟹洗净，放入陶罐中加水半碗，以文火炖熟后，加入米酒再炖片刻，再加食盐少许即可。

【用法】 上为 1 日量，经前连服数日，趁热吃蟹饮汤。

【功效】 活血化瘀，温经补虚。适用于子宫内膜异位症，症见血瘀气滞或气虚之经期腹痛。

### ◎ 乌药炖鸡块

【材料】乌药9克，高良姜6克，陈皮3克，胡椒3克，公鸡1只，葱、姜、食盐适量，醋少许。

【制法】将公鸡去毛、内脏，洗净切块，将前四味药用布袋包好，与鸡同入锅内，加葱等诸佐料及水适量，以小火煨鸡，熟烂即可。

【用法】分顿食用，于月经来之前经常服食。

【功效】温经通络，填精止痛。适用于子宫内膜异位症，经来腹痛，下腹冷气直窜，或伴恶心呕吐等症。

### ◎ 木耳炒鸡蛋

【材料】鸡蛋2个，泡发的黑木耳一盘，大葱1根，大蒜、姜末、食盐、鸡精及植物油各适量。

【制法】将鸡蛋打碎，在热油锅内煎熟取出备用。大葱洗净切成条备用。炒锅内留适量植物油，油热后放入大蒜煸出香味，将大葱条和黑木耳放入炒锅内翻炒片刻，加入适量食盐、鸡精和姜末，翻炒一会儿放入煎好的鸡蛋，翻炒片刻即可出锅食用。

【用法】佐餐食用。

【功效】活血化瘀。适用于子宫内膜异位症。

### 灌肠

【组方】毛冬青60克，败酱草60克，忍冬藤60克，番泻叶50克，枳壳50克。

【用法】上述药材浓煎后取汁150毫升，每晚保留灌肠，每日1次。

### 按摩

### ◎ 方1

【取穴】神阙、四满。

【操作方法】

（1）患者取仰卧位，全身放松，用拇指指腹按揉神阙穴，以感觉酸胀为佳，时间以1分钟左右为宜。

（2）患者取仰卧位，全身放松，用拇指指腹按揉四满穴，以感觉酸胀为佳，时间以1分钟左右为宜。

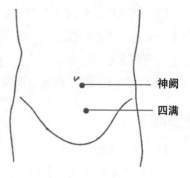

神阙
四满

◎ 方2

【取穴】 中脘、气海、关元、气冲、膈俞、脾俞、肾俞、足三里、血海、阳陵泉、内关、外关、合谷。

【操作方法】

（1）患者取仰卧位，操作者一手掌按于中下腹部按顺时针方向进行推摩5～7分钟，并按揉中脘、气海、关元、气冲各1分钟，然后回归于中下腹部，施以震颤法，使下腹腔及盆腔脏器均有震动且有微热为度。

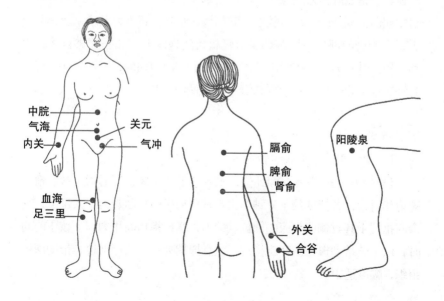

中脘
气海
内关
关元
气冲
血海
足三里
膈俞
脾俞
肾俞
外关
合谷
阳陵泉

（2）患者取俯卧位，操作者用一指禅推法循膀胱经自上而下反复操作 5 ～ 7 遍，重点推揉膈俞、脾俞、肾俞，然后用擦法推擦腰骶部膀胱经，以使腹部透热为度。

（3）点按足三里、血海、阳陵泉、内关、外关、合谷各 1 分钟。

◎ 方 3

【取穴】 气海、关元、中极、归来、子宫。

【操作方法】 患者取仰卧位，术者站于其身侧，以拇指点揉气海、关元、中极、归来和子宫，力度以得气为度，时间各持续约 1 分钟。施术时拇指指端置于穴位上，垂直用力向下持续按压人体穴位，同时拇指指端带动深层组织做轻柔缓和的环旋活动。注意拇指指端要吸定于治疗部位，施加的压力均匀，揉动的幅度适中。

◎ 方 4

【取穴】 背俞穴。

【操作方法】 患者取俯卧位，术者站于其身侧，用手法在患者背部肝俞、胆俞、脾俞穴处操作，手法要求深透，持续 5 分钟。施术时手指自然屈曲似握空拳，肩背放松，略屈肘、悬腕；将手背及手掌尺侧吸定于患者的施治部位，以腕部关节轻松自然地内外一扣一翻进行往返滚动。操作时着力部位应吸附于治疗部位上，用力均匀，不可忽快忽慢、时轻时重，此时患者应感觉施治部位舒适而轻松。

◎ 方 5

【取穴】 肝俞、脾俞、肾俞。

【操作方法】 患者取仰卧位，术者站于其身侧，用拇指按揉肝俞、脾俞和肾俞，各持续约 1 分钟。施术时用拇指螺纹面着力于穴位上，其余四指置于其对侧或相应的部位以助力，在拇指指面用力向下按压的同时，以上肢带动拇指做环旋揉动。注意拇指吸定于治疗部位，带动深层组织，幅度适中。

## ◎ 方 6

【取穴】 八髎。

【操作方法】 患者取俯卧位，术者站于其身侧，用双手拇指点揉八髎穴，各持续约 1 分钟。施术时拇指指端置于穴位上，垂直用力向下持续按压人体穴位，同时拇指指端带动深层组织做轻柔缓和的环旋活动。注意拇指指端要吸定于治疗部位，施加的压力均匀，揉动的幅度适中。

## ◎ 方 7

【取穴】 足三里。

【操作方法】 患者取仰卧位，术者站于其身侧，以拇指点揉足三里穴，力度以有酸胀得气感为度，时间约 1 分钟。施术时用拇指指端着力于治疗部位，用力向下持续点压人体的穴位，同时带动深层组织做轻柔缓和的环旋活动。注意拇指指端吸定于穴位，施加的压力要均匀，以上肢带动拇指点揉，揉动的幅度适中。

## ◎ 方 8

【取穴】 三阴交、太溪。

【操作方法】 患者取仰卧位，术者站于其身侧，用拇指点揉患者的三阴交和太溪，力度以患者能耐受为度，时间各 1 分钟。施术时用拇指指端用力持续按压人体的穴位，同时带动深层组织做轻柔缓和的环旋揉动，即为点揉。注意拇指指端要吸定于治疗部位，压力要均匀，揉动的幅度适中。

## 艾灸

## ◎ 方 1

【取穴】 ①神阙、关元、三阴交。②肾俞、命门、次髎、三阴交。

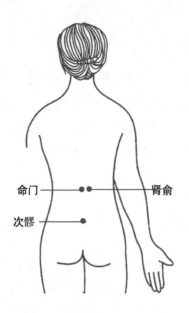

【操作方法】艾条灸，每穴 5 ~ 10
分钟；或隔姜灸，中等艾炷 5 ~ 7 壮。寒
凝血瘀者选第 1 组穴位。阳虚血瘀者选第
2 组穴位。

◎ 方2

【取穴】水道、四满、三阴交。

【操作方法】将黄芪、当归、细辛、
威灵仙、艾叶各等份，和匀制成粗末，用
时取 30 克放入一直径 4 厘米的铜质容器
中，底部有多个微小孔，加入 10% 的姜
酊湿润后点燃，取双侧水道、四满，单侧
三阴交熏灸。每穴 10 分钟，每日 1 次，
10 次为 1 个疗程。

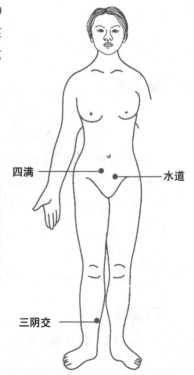

**敷贴**

◎ **方1**

【组方】 麝香痛经膏。

【用法】 外贴穴位，取穴子宫、三阴交、气海或腹部痛点，痛经发作时敷贴，1～3日更换1次，痛经消失后除去。

◎ **方2**

【组方】 麝香粉加香桂活血膏或丁桂散加香桂活血膏。

【用法】 将上药外敷下腹部。适用于子宫内膜异位症包块近腹壁者。

◎ **方3**

【组方】 附桂紫金膏。

【用法】 每次1贴，贴于小腹，温热化开。适用于子宫内膜异位症，症见宫寒之痛经、癥瘕。

♥ **爱心小贴士**

### 子宫内膜异位症患者日常生活调养注意事项有哪些？

（1）对年轻患者应积极治疗不孕因素，争取尽早受孕，可促使异位内膜消散吸收，一般以1年为限。对症状不严重者，可期待至绝经后，病变有可能逐渐消失，但如果有月经改变，应排除子宫内膜癌及卵巢恶性肿瘤的可能。

（2）经期注意休息，避免劳累，精神放松，心平气和，以使血运通畅，减轻疼痛发作。月经期间绝对禁止性生活。

（3）可在行经前2～3日开始自行按摩小腹部或用热水袋热敷，以促使气血畅行，减轻或控制痛经症状。

（4）疼痛剧烈发作时应卧床休息，并立即点按中极、三阴交、合谷、内关，或针刺，止痛效果更好。亦可暂时服用止痛片，以防痛剧晕厥。如突发小腹剧痛、拒按、面色苍白、血压下降应及时就诊排除囊肿破裂。

（5）经期注意防寒保暖，避免激烈的体育运动，禁止房事。

（6）经期避免惊吓。

（7）保持乐观的心态，调节好自己的情绪，保持机体免疫系统的正常功能。

# 十七

子宫内膜炎

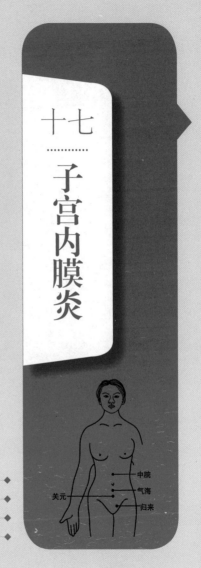

子宫内膜炎是指病原体侵袭子宫内膜引起的炎症,有急性、慢性两种。

## 病　因

（1）**急性子宫内膜炎**　导致急性子宫内膜炎的主要原因是与妊娠有关的情况,如产褥感染及感染性流产,而这两类感染又常是子宫内膜炎中最严重的类型。

（2）**慢性子宫内膜炎**　慢性子宫内膜炎多半是由急性子宫内膜炎转变而来。绝经期妇女雌激素水平低下,子宫内膜菲薄,子宫颈无宫颈黏液堵塞,易发生子宫内膜炎,并常与阴道炎并存。有时慢性子宫内膜炎无明显诱因。

## 症　状

（1）**急性子宫内膜炎**

急性化脓性子宫内膜炎起病较急,有恶寒甚至寒战,大量血性、脓性或水样白带,并有恶臭;急性淋菌性子宫内膜炎有不洁性生活史。开始表现急性尿道炎、子宫颈炎、前庭大腺炎等症状,之后炎症沿黏膜向上蔓延,引起急性子宫内膜炎。可表现为自宫腔流出脓性分泌物,或伴有恶臭,有时可有低热及下腹部疼痛。

（2）**慢性子宫内膜炎**

① 盆腔区域疼痛　约有40%的患者在月经间歇期间有下腹坠胀

痛、腰骶部酸痛。

②白带增多　由于内膜腺体分泌增加致白带增多。一般为稀薄水样，淡黄色，有时为血性白带。

③月经过多　经期仍规则，但经量倍增，流血期亦显著延长。仅有极少数患者由于大量流血而引起贫血。不规则出血者不多见，有时偶可出血数小时或持续 1～2 日即停止。

④痛经　多见于未产妇女，但严重痛经者少见，可能由于内膜过度增厚，阻碍组织正常退变坏死，刺激子宫过度痉挛性收缩所致。

# 预　防

（1）加强孕期保健。在妊娠期要定期检查，及时发现怀孕中的各种并发症，以便及时治疗。妊娠期内要加强营养。注意孕期卫生，经常洗澡更衣。妊娠 8 个月后因为子宫口逐渐松弛，所以不要洗盆浴，更不要过性生活，以免引起感染。

（2）推广新法接生。接生过程中严格无菌操作，避免不必要的肛诊和阴道检查，处理好产程，不使产程过长，保证孕妇休息和营养。胎盘娩出后仔细检查，如有残留组织应及时清除，以减少产后出血。胎膜早破者应及时应用抗生素。

（3）不可私自堕胎，这是非常危险的。往往不但引产不成，反而轻者感染，重者脏器损伤，并可导致败血症、破伤风，甚至死亡。

（4）注意产褥期卫生。保持外阴清洁，勤洗澡及更换内衣。在此期间应避免性生活和盆浴至少 1 个月。

（5）注意月经期卫生。月经垫应消毒。月经期避免性生活和盆浴。尽量不在经期做妇科检查。

（6）宫腔手术时注意应用无菌技术。及时处理脱至宫口外的子宫肌瘤和息肉等。老年妇女必要时应在医生指导下使用小量雌激素，以增加子宫内膜抵抗力。

（7）有流产或产后明显腹痛现象时，应及时去医院就诊。

（8）如确诊为急性子宫内膜炎时，应积极配合治疗且治疗应彻底，以免病情迁延，形成慢性子宫内膜炎。

# 调　养

## 中药方剂

### ◎ 银翘红酱解毒汤

【材料】金银花 30 克，连翘 30 克，红藤 30 克，败酱草 30 克，牡丹皮 15 克，赤芍 20 克，香附 20 克，延胡索 20 克，莪术 15 克，薏苡仁 30 克，乳香 10 克，没药 10 克。

【制法】将上药水煎。

【用法】每日 1 剂，早、晚分服。

【功效】消肿化瘀，清热解毒。适用于热毒瘀结引起的子宫内膜炎，症见发热恶寒，下腹剧痛拒按，腰酸坠胀，白带多，有时呈血性或有恶臭味，小便短赤，大便秘结，舌红，苔黄腻。

### ◎ 清热调血汤

【材料】生地黄 20 克，白芍 20 克，当归 10 克，香附 20 克，延胡索 20 克，三棱 15 克，莪术 25 克，牡丹皮 15 克，炒地榆 35 克，贯众 10 克，薏苡仁 30 克。

【制法】将上药水煎。

【用法】每日 1 剂，早、晚分服。

【功效】清热，活血，化瘀。适用于湿热蕴结引起的子宫内膜炎，症见腰酸腹痛，经期加重，经行失期，或月经量多，经期延长，白带量多，色黄质稀，舌质红，苔黄。

### ◎ 酱翘赤芍地黄汤

【材料】败酱草 30 克，连翘 20 克，赤芍 15 克，生地黄 15 克，牡丹皮 15 克，金银花 15 克，葛根 12 克，红花 12 克，柴胡 10 克，桃仁 10 克，黄柏 10 克，生甘草 10 克。

【制法】将上药加水煎煮 2 次，药液混合均匀。

【用法】每日 1 剂，分 2 次服。

【功效】清热利湿，活血止痛。适用于湿热蕴结型子宫内膜炎，症见发热恶寒，或低热起伏，腰骶酸胀，小腹疼痛，按之痛甚，带下量多色黄，质稠如脓，秽臭，或恶露不绝，量多混浊，或经血淋沥不净，质稠色暗，舌质红，苔黄腻，脉弦数。

## ◎ 蒲公英地丁二花汤

【材料】蒲公英 15 克，紫花地丁 15 克，金银花 15 克，野菊花 15 克，天葵子 10 克，连翘 15 克，柴胡 10 克，赤芍 15 克，枳壳 12 克，生地黄 15 克，桃仁 10 克，红花 10 克，甘草 10 克。

【制法】将上药加水煎煮 2 次，药液混合均匀。

【用法】每日 1 剂，分 2 次服。

【功效】清热解毒，活血化瘀。适用于热毒壅盛型子宫内膜炎，症见寒战高热，头痛，下腹胀痛，疼痛拒按，腰痛，尿黄短少，恶露时下时止，带下量多，浓稠臭秽，或带下甚少，舌质红，苔干黄，脉滑数。

## ◎ 鱼腥草蒲公英忍冬藤汤

【材料】鱼腥草 30 ~ 60 克（鲜草加倍），蒲公英 30 克，忍冬藤 30 克。

【制法】将上药水煎。

【用法】每日 1 剂，分 2 次服。

【功效】清热解毒。适用于子宫内膜炎。

## ◎ 红藤败酱苡仁汤

【材料】红藤 15 克，败酱草 15 克，薏苡仁 15 克，牡丹皮 10 克，黄连 6 克，生地黄 10 克，当归 10 克，白芍 10 克，川芎 10 克，红花 10 克，桃仁 10 克，莪术 10 克，香附 10 克，延胡索 10 克。

【制法】将上药加水煎煮 2 次，药液混合均匀。

【用法】每日 1 剂，分 2 次服。

【功效】清热利湿，活血止痛。适用于湿热蕴结型子宫内膜炎，症见月经淋沥日久，量少，或时多时少，色暗，混杂黏液，或臭秽，下腹疼痛或腰腹胀痛，经行加重，带下量多，色黄，质稠如脓，秽臭，或有低热，舌质红，苔黄腻，脉濡数。

## ◎ 赤黄益母草枳壳汤

【材料】赤芍 15 克，生地黄 15 克，益母草 15 克，枳壳 15 克，当归 10 克，川芎 10 克，桃仁 10 克，红花 10 克，蒲黄 10 克（包煎），五灵脂 10 克，茜草 10 克。

【制法】将上药加水煎煮 2 次，药液混合均匀。

【用法】每日 1 剂，分 2 次服。

【功效】活血化瘀，行气止痛。适用于瘀血内阻型子宫内膜炎，症见月经淋沥不净，量少，色暗有块，小腹疼痛拒按，或时有低热，舌质紫暗，脉弦涩。

## ◎ 茯苓薏仁红藤汤

【材料】茯苓 15 克，薏苡仁 15 克，红藤 15 克，生地黄 10 克，山茱萸 10 克，山药 12 克，泽泻 10 克，牡丹皮 10 克，知母 10 克，黄柏 10 克，连翘 10 克。

【制法】将上药加水煎煮 2 次，药液混合均匀。

【用法】每日 1 剂，分 2 次服。

【功效】滋阴清热。适用于阴虚内热型子宫内膜炎，症见年老经断复来，量少色暗，下腹隐痛，带下量少，色黄或赤，质稠，或有手足心热，咽干口燥，腰酸耳鸣，舌红少苔，脉沉细数。

# 药茶

## ◎ 芦根金银薄荷饮

【材料】鲜芦根 60 克，金银花 30 克，薄荷 10 克，白糖适量。

【制法】将金银花、芦根煎煮 15 分钟，再加入薄荷煮 5 分钟，去渣取汁。

【用法】加入白糖温服，每日 3 次。

【功效】清热解毒。适用于子宫内膜炎。

## ◎ 紫花蒲公败酱饮

【材料】紫花地丁 30 克，蒲公英 30 克，败酱草 30 克，红糖适量。

【制法】将上药加水 500 毫升煎取 400 毫升，去渣取汁。

【用法】加红糖温服，每日 2 次。

【功效】清热解毒。适用于子宫内膜炎。

# 药粥

## ◎ 槐花双仁粥

【材料】槐花 10 克，薏苡仁 30 克，冬瓜仁 20 克，大米适量。

【制法】将槐花、冬瓜仁同煎成汤，去渣，放入薏苡仁及大米同煮成粥服食。

【用法】佐餐服用。

【功效】清热利湿，解毒消炎。适用于子宫内膜炎。

## ◎ 败酱草菊花粥

【材料】败酱草 15 克，野菊花 10 克，粳米 50 克。

【制法】将败酱草、野菊花加水煎煮，去掉药渣后放入粳米煮粥，熟后放入适量的糖。

【用法】每日可分 2 次服用。

【功效】 清热解毒，消炎止痛。适用于子宫内膜炎。

## 保健菜肴

### ◎ 生地黄蒸乌鸡

【材料】 生地黄 250 克，乌鸡 1 只，饴糖 150 克。

【制法】 将乌鸡去毛，洗净肠肚，生地黄与饴糖相混匀，纳鸡腹中，隔水蒸熟，不用盐醋等调料。

【用法】 佐餐食用。

【功效】 补气血，益精髓。适用于慢性子宫内膜炎。

## 灌肠

### ◎ 方1

【组方】 红藤 25 克，蒲公英 30 克，败酱草 30 克，紫花地丁 30 克，鸭跖草 25 克，延胡索 20 克，香附 15 克。

【用法】 将上药浓煎至 100 毫升。保留灌肠，每日 1 次，7 次为 1 个疗程。具有清热解毒、活血止痛的功效。适用于子宫内膜炎。

### ◎ 方2

【组方】 红藤 30 克，败酱草 30 克，蒲公英 30 克，三棱 10 克，莪术 10 克，延胡索 15 克。

【用法】 将上药加水浓煎至 100 毫升。保留灌肠，每日 1 次。经血未净者不宜应用。

### ◎ 方3

【组方】 红藤 30 克，虎杖 30 克，赤芍 15 克，薏苡仁 15 克，乳香 10 克，没药 10 克。

【用法】 将上药加水浓煎至 100 毫升。保留灌肠，每晚 1 次。阴道出血期停用。

## 按摩

◎ 方 1

【取穴】 中极、气海、气冲、大肠俞、八髎、三阴交、行间。

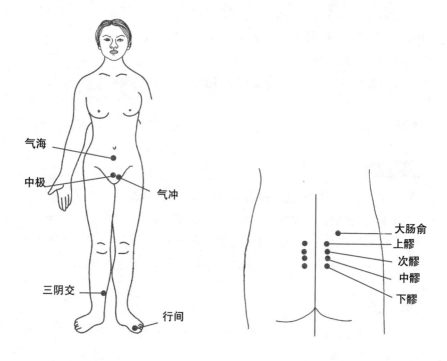

【操作方法】

（1）患者取俯卧位，操作者用掌根揉搓腰骶部，重力按摩八髎、大肠俞。

（2）患者取仰卧位，沿任督及冲脉循行路线，由上向下快速平推，至小腹胀热为度，点按中极、气海、气冲各 2 分钟。

（3）最后用拇指按揉三阴交、行间各 1 分钟。

本方具有行气活血、通络止痛的功效。用于急性子宫内膜炎的调养。

## ◎ 方 2

【取穴】关元、气海、中极、三阴交、八髎。

【操作方法】

（1）患者取仰卧位，以关元为中点，用手掌按摩小腹部，顺时针按摩 300 次，然后用中指点按气海、关元、中极各 20 次，揉 200 次。

（2）患者取俯卧位，用手掌根部在两侧八髎穴处按摩 400～500 次。

（3）用拇指按揉双侧三阴交 100 次。

本方具有行气活血、通络止痛的功效。用于慢性子宫内膜炎，表现为小腹坠痛，腰骶酸痛者。


## 敷贴


## ◎ 方 1

【组方】鲜蒲公英 250 克。

【用法】将鲜蒲公英捣烂如泥，加白酒调匀，外敷于下腹部，每日更换 1 次。


## ◎ 方 2

【组方】艾叶 20 克，白芷 20 克，独活 15 克，乌头 15 克，皂角刺 15 克，花椒 15 克，透骨草 60 克，乳香 10 克，没药 10 克，血竭 10 克。

【用法】将上药共研细末，装入布袋中，上锅蒸熟，敷于小腹部，每日 1～2 次，每袋药粉可用 5 次。用于慢性子宫内膜炎，症见小腹坠胀冷痛，腰骶酸痛，白带量多，色白质稀者。

♥ 爱心小贴士

### 子宫内膜炎患者日常生活调养注意事项有哪些？

（1）确诊为急性子宫内膜炎后，一定要按医生的嘱咐足量用药，充分治疗。

（2）卧床休息，宜取半卧位，这样有利于炎性渗出物局限在盆腔最下部，与恶露一起排出。

（3）保持外阴清洁，每日清洗外阴并更换内裤，防止重复感染。

（4）应多饮水，进食含丰富蛋白质、维生素的饮食。

（5）患病期间禁行房事。

（6）如果患者为产妇，不要因为产后或发热而紧闭门户，应该保持居室温暖通风，空气清新；穿着不宜过厚，以防出汗过多，着装被褥应该温凉适宜。

（7）患者应自己学会观察阴道分泌物或恶露量、质、色、味，以及腹痛的变化，判断治疗效果。

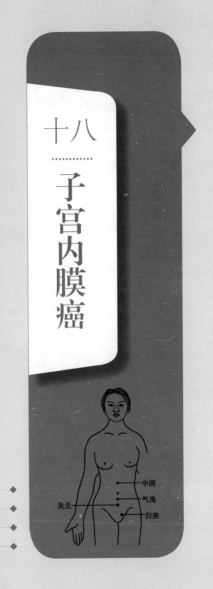

# 十八

## 子宫内膜癌

中脘
气海
关元
归来

子宫内膜癌又称子宫体癌，是发生于子宫内膜的一组上皮性恶性肿瘤，好发于围绝经期和绝经后女性。为女性生殖道常见三大恶性肿瘤之一，高发年龄为 58 ~ 61 岁，占女性生殖道恶性肿瘤的 20% ~ 30%，约占女性癌症总数的 7%。近年来，子宫内膜癌的发病率逐年升高，目前仅次于子宫颈癌，居女性生殖系统恶性肿瘤的第二位。

## 病　因

子宫内膜癌的确切病因仍不清楚，可能与下列因素有关：

（1）**雌激素的长期持续刺激**　与无排卵性功血、多囊卵巢综合征、功能性卵巢肿瘤、绝经后长期服用雌激素而无黄体酮拮抗有关。

（2）**子宫内膜增生过长**　雌激素长期作用于子宫内膜可能导致不同程度的子宫内膜增生病变，如腺囊型、腺瘤型及不典型子宫内膜增生过长。其中腺瘤型及不典型子宫内膜增生过长通常为子宫内膜癌的癌前病变。

（3）**体质因素**　肥胖、高血压、糖尿病、未婚、少产这些因素均是子宫内膜癌高危因素。

（4）**遗传因素**　约 20% 子宫内膜癌患者有家族史。

（5）**绝经后延**　绝经后延妇女发生子宫内膜癌的危险性比正常绝经的妇女增加 4 倍。

## 症　状

极早期患者可无明显症状，仅在普查或妇科检查时偶然发现。一旦出现症状，多表现为：

（1）**阴道出血**　不规则阴道出血是子宫内膜癌的主要症状，约 80%

的患者以阴道流血为首发症状，常为少量至中等量的出血。在年轻女性或围绝经期妇女常被误认为是月经不调而忽视。在绝经后女性多表现为持续或间断性阴道出血。有些患者仅表现为绝经后见少量阴道血性分泌物。晚期患者在出血中可能混有烂肉样组织。

（2）**阴道排液**　约1/3患者有阴道排液增多，呈浆液性或血水样。在早期可表现为见稀薄的白色分泌物或少量血性白带。有时阴道排液中可伴有组织样物。

（3）**腹痛**　癌灶和其引发的出血或感染可刺激子宫收缩，引起阵发性下腹痛。肿瘤晚期时癌组织浸润穿透子宫全层，可能侵犯子宫旁结缔组织、膀胱、肠管或浸润压迫盆壁组织时可引起疼痛，可同时伴腰骶痛或向下肢放射痛。

（4）**全身症状**　晚期患者常伴贫血、消瘦、发热、恶病质及全身衰竭等症状。

## 预　防

（1）注意饮食，加强营养，少食高脂肪、高糖类及辛辣刺激性食物，多食豆腐、大豆等豆类食物，多饮绿茶。

（2）步入更年期女性应加强体育运动、注意饮食、控制肥胖。肥胖的女性应常测血压、血糖、尿糖。

（3）严格掌握雌激素的应用适应证，合理使用，应用时间不宜过长，量不宜过大，一定要用雌激素治疗时，要补充孕激素加以对抗。

（4）对疑有子宫内膜癌的情况应做全面细致的检查。定期做妇科普查。

## 调　养

中药方剂

◎ **紫草花粉饮**

【材料】紫草 60 克，天花粉 30 克，半枝莲 30 克。

【制法】将前三味用蒸馏水浸泡 30 分钟，再入砂锅煮沸，过滤取汁。

【用法】饮汤，每日 1 ~ 2 次，连服 30 剂为 1 个疗程。

【功效】清热凉血，活血解毒。适用于子宫内膜癌及子宫绒毛膜癌等病。

### ◎ 海马山甲散

【材料】海马 10 克，炙穿山甲 10 克，蜈蚣 5 克，黄酒适量。

【制法】将前三味共研细末备用。

【用法】每次 3 克，每日 2 ~ 3 次，以黄酒冲服。服 15 ~ 20 日为 1 个疗程。

【功效】活血通络，消瘤抗癌。适用于子宫内膜癌。

## 药茶

### ◎ 冬瓜子饮

【材料】冬瓜子 30 克，冰糖 30 克。

【制法】将冬瓜子捣烂，入冰糖，放碗中，冲入沸水 300 毫升，文火隔水炖熟。

【用法】每日 1 剂，7 日为 1 个疗程。

【功效】清热解毒，祛湿止带。适用于子宫内膜癌。

### ◎ 苦瓜茶

【材料】鲜苦瓜 1 个，绿茶适量。

【制法】将鲜苦瓜上端切开，去瓤，入绿茶适量，瓜悬于通风处阴干。然后将阴干的苦瓜外部洗净、擦干，连同茶叶切碎，混匀。

【用法】沸水冲泡，每日代茶饮。

【功效】清热解毒，解暑，生津止渴。适用于子宫颈癌、子宫内膜癌，症见口干、口渴。

### ◎ 酸石榴汁

【材料】酸石榴半个。

【制法】将酸石榴半个带皮捣汁，去渣取汁。

【用法】每日 3 次，连用 3 ～ 5 日，至出血止时停服。

【功效】生津，收敛，止血。适用于子宫内膜癌，症见出血不止。

## ◎ 鲜藕柏叶汁

【材料】鲜莲藕 250 克，侧柏叶 60 克。

【制法】将鲜莲藕、侧柏叶捣汁，去渣取汁，冲凉开水服。

【用法】每日 2 ～ 3 次，连服 7 日。

【功效】凉血止血。适用于血热型子宫内膜癌。

# 药粥

## ◎ 阿胶杞子粥

【材料】枸杞子 20 克，阿胶 20 克，粳米 60 克。

【制法】将枸杞子、粳米同入锅加水 500 毫升煮粥，熟后入阿胶使其溶化，再煮 2 ～ 3 分钟即可。

【用法】每日 1 次，15 日为 1 个疗程。可长期服。

【功效】补血养肝。适用于子宫内膜癌术后贫血。

## ◎ 紫菱白果薏仁粥

【材料】紫草 15 克，菱角 15 克，白果 15 克，薏苡仁 30 克，蜂蜜适量。

【制法】将紫草水煎去渣取汁，与菱角、薏苡仁、白果共煮成粥，此为 1 日量。

【用法】早、晚佐餐食用。

【功效】益气健脾，消肿散结。适用于子宫内膜癌。

# 药汤

## ◎ 双杏桃皮汤

【材料】银杏（白果）12 克，苦杏仁 10 克，核桃皮 10 克，猪瘦肉

100 克，食盐适量。

【制法】 将前三味用布包，与猪肉同入锅，加水适量共煎煮，以肉熟为度，入少许食盐调味。

【用法】 食肉饮汤，每日 1 次，连服 30 剂为 1 个疗程。

【功效】 扶正，抗癌，消癥。适用于子宫内膜癌。

◎ 党参鲫鱼汤

【材料】 大活鲫鱼 1 条，大蒜 1 头，大枣 10 个，党参 12 克，陈皮 6 克。

【制法】 将鲫鱼洗干净，大蒜去皮切细，填入鱼腹，纸包泥封，火烧存性，研成细末备用；用党参、大枣、陈皮煎汤。

【用法】 每次 3 ~ 5 克，每日 2 次，用药汤冲服，常服。

【功效】 益气养血，消癥止血。适用于子宫内膜癌，症见阴道出血，崩漏不止。

◎ 桃树根肉汤

【材料】 桃树根 80 克，猪瘦肉 100 克，食盐少许。

【制法】 将桃树根洗净、切段，与猪肉块入砂锅加水共炖煮 1 小时，肉烂熟时入食盐调味。

【用法】 上为 1 日量，食肉饮汤，连服 20 日为 1 个疗程。

【功效】 养精血，消癌瘤。适用于子宫内膜癌及其他生殖道肿瘤。

◎ 白果冬瓜子汤

【材料】 白果 10 个，冬瓜子 30 克，莲子 15 克，胡椒 1.5 克。

【制法】 将白果、冬瓜子、莲子、胡椒同入锅，加水 2 升，武火煮沸后改文火炖至白果、莲子烂熟。

【用法】 每日 2 ~ 3 次，每日 1 剂。

【功效】 健脾利湿，止带。适用于子宫内膜癌，症见带下不止。

## ◎ 羊泉枣汤

【材料】 羊泉 30 克，红枣 10 个。

【制法】 将羊泉、红枣加水煎服。

【用法】 每日 1 剂，早、晚分服。

【功效】 清热解毒。适用于热毒型子宫内膜癌。

## ◎ 扁豆红枣汤

【材料】 白扁豆 30 克，红枣 10 个。

【制法】 将白扁豆、红枣加水 500 毫升煎汤，豆熟后加冰糖适量调味。

【用法】 饮汤吃豆、枣，早、晚各 1 次。

【功效】 养血和血，健脾祛湿。适用于脾虚型子宫内膜癌。

## ◎ 花生猪骨鳕鱼汤

【材料】 猪排骨 500 克，生花生仁 100 克，鳕鱼 150 克，色拉油 30 克，淀粉 15 克，大葱 20 克，姜 5 克，盐 10 克，黄酒 15 克，香菜 5 克，胡椒粉 1 克。

【制法】 将适量的猪排骨、葱段、姜、盐、黄酒放入锅内，清水 5 杯，先用大火煮沸，再用小火炖至骨头汤浓；滤出清汤后，加入花生仁，小火煮至软熟；将鳕鱼肉切成厚片，沾些干淀粉备用；炒锅加入油烧热，将鳕鱼肉放下两面煎黄；把鱼片放入汤中略煮，撒上葱花、香菜末、胡椒粉即可。

【用法】 佐餐服用。

【功效】 补虚养身，滋阴。适用于子宫内膜癌。

## 保健菜肴

## ◎ 猪肚炖扁豆

【材料】 扁豆 100 克，猪肚 1 个。

【制法】 将扁豆纳入猪肚，炖熟透后切肚片。

【用法】佐餐食用。

【功效】补气健脾。适用于脾虚型子宫内膜癌。

◎ 猫耳草煮鸡蛋

【材料】猫耳草 100 克，鸡蛋 3 个。

【制法】将猫耳草加水煎 10 分钟，然后入鸡蛋 3 个（打破）煮熟。

【用法】吃蛋喝汤，每日 1 次。

【功效】清热解毒，退热抗癌。适用于子宫内膜癌早期及其他癌症。

◎ 猪腰核桃

【材料】猪腰（猪肾）1 对，杜仲 30 克，核桃仁 30 克。

【制法】将猪腰（猪肾）去筋，杜仲切片后入猪腰，与核桃仁同入锅，加水 800 毫升煮熟。然后去杜仲，猪腰切片再入汤，煮 3 分钟至熟。

【用法】饮汤食猪腰片、核桃仁，隔日 1 次。

【功效】益肾助阳，强腰益气。适用于肾虚型子宫内膜癌。

◎ 赤豆炖鹌鹑蛋

【材料】鹌鹑蛋 150 克，赤小豆 50 克，姜 10 克，大葱 10 克，精盐 5 克，味精 2 克，香油 2 克，料酒 10 克，胡椒粉 2 克。

【制法】将鹌鹑蛋洗净煮熟剥好；将鹌鹑蛋、赤小豆、葱段、姜片、胡椒粉、精盐、料酒和适量水一起放入锅内，置旺火上烧沸；用小火炖 1 ～ 2 小时至豆烂；撒入味精，淋上香油调味即可食用。

【用法】佐餐服用。

【功效】益智补脑。适用于子宫内膜癌术后调理。

坐药

【组方】活蚌壳（连肉）120 克，鸡蛋（连衣）120 克，乌贼骨粉 120 克，六一散 120 克，正二梅片 9 克。

【用法】上药加水煎，最后入猪胆汁适量。微温外用为阴道坐药。

## 子宫内膜癌患者日常生活调养注意事项有哪些？

（1）子宫内膜癌虽然是癌症，但是患者仍然要有战胜疾病的信心，好的心情不但能提高身体素质，还能平衡体内的内分泌水平。

（2）子宫内膜癌患者饮食要定时定量，不能暴饮暴食。饮食宜清淡，坚持低脂肪饮食，多吃五谷杂粮，多食瘦肉、鸡肉、鸡蛋、鹌鹑蛋、鲫鱼、甲鱼、白鱼、白菜、芦笋、芹菜、菠菜、黄瓜、冬瓜、香菇、豆腐、海带、紫菜、水果等。常吃富有营养的干果类食物，如花生、芝麻、瓜子等。不食羊肉、虾、蟹、鳗鱼、咸鱼、黑鱼等"发物"。忌食辣椒、花椒、生葱、生蒜、白酒等刺激性食物。禁食龙眼、红枣、阿胶、蜂王浆等热性、凝血性和含激素成分的食物。

（3）应用化疗药物时，应配合食疗或服用人参、黄芪、鸡血藤水煎剂，以减轻化疗药物的不良反应。同时定期检查血象、肝功能等，以了解不良反应情况，随时调整用药或应用对抗药物。

（4）治疗期或治疗后都要注意阴部卫生，放疗后的患者应该定期进行阴道冲洗，治疗放射性炎症，以免阴道粘连。

（5）走楼梯是最适合癌症患者的术后运动，不但能够根据自身的条件进行调节，而且方便易行。

（6）子宫内膜癌手术后可能出现阴道分泌物减少、性交疼痛等症状，使用局部水溶性润滑剂可提高性生活的舒适度。

（7）完成治疗后应该定期复查，及时发现异常情况，确定处理方案，同时确定恢复性生活的时间及体力活动的程度。复查时间为术后2年内每年3~6个月1次，术后3~5年每6~12个月1次。

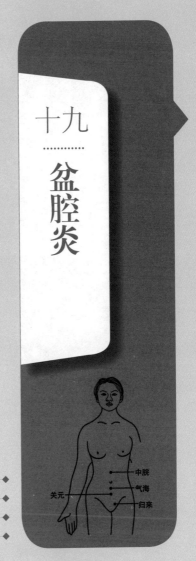

十九

盆腔炎

中脘
气海
关元
归来

盆腔并非女性的生殖器官，而是一个组织，但对女性的意义非同一般。盆腔包括的器官有输卵管、子宫体部、卵巢及盆腔腹膜与子宫周围的结缔组织。盆腔炎是指病原体通过生殖道的血管、淋巴管蔓延或直接蔓延，从而引起女性盆腔生殖器官及其周围的结缔组织、盆腔腹膜发生炎症。盆腔炎有急性和慢性两种。急性盆腔炎发展可引起弥漫性腹膜炎、败血症、感染性休克，严重者危及患者生命。慢性盆腔炎多是急性盆腔炎未能彻底治愈，或患者体质较差病情迁延而致。

## 病　因

　　引起盆腔炎的病原体主要有：葡萄球菌、大肠杆菌、厌氧菌、性传播的病原体（如淋菌、沙眼衣原体、支原体、疱疹病毒）。常见诱因有以下几种：

　　（1）**经期不注意卫生**　月经期内，子宫内膜剥脱，宫腔内血窦开发，并有凝血块存在，这是细菌滋生的良好条件。如果在月经期间不注意卫生，使用卫生标准不合格的卫生纸或卫生巾，或有性生活，就会给细菌提供逆行感染的机会，导致盆腔炎。

　　（2）**不洁性生活**　不洁的性生活是导致盆腔炎的主要诱因之一。性交时子宫的收缩有助于细菌的上行性感染，性交可将含有细菌的液体带入宫腔。

　　（3）**手术创伤及污染**　子宫颈电烙或锥切时感染，子宫输卵管造影或通液并发感染，手术时肠道损伤处理不当等。

（4）宫腔手术感染　人工流产、宫内避孕环的放取、分娩、子宫输卵管碘油造影、宫腔内人工授精等均可引起宫腔手术感染。

（5）疾病因素　患者本身有性传播疾病，生殖炎症，宫腔内手术感染，腹腔炎症蔓延。

（6）炎症再次发作　盆腔炎所致防御能力下降，容易造成再次感染，导致盆腔炎发作。

## 症　状

盆腔炎常表现为月经量增多、白带增多、下腹部坠痛及腰骶部酸痛，常在劳累、性交后及月经前后加剧。有时可有低热，易感疲乏，有神经衰弱症状。

（1）急性盆腔炎　起病急，病情重，检查时发现患者呈急性病容，体温高，心率快，下腹部有肌紧张、压痛及反跳痛。可出现下腹疼痛、发热、寒战、头痛、食欲不振。

（2）慢性盆腔炎　全身症状为有时低热，易感疲劳，下腹部坠胀、疼痛及腰骶部酸痛，常在劳累、性交后、月经前后加剧。部分患者由于病程长而出现神经衰弱症状，如失眠、精神不振等。

## 预　防

（1）养成良好的卫生习惯

①日常卫生习惯　绝大多数女性一生需面临经、带、胎、产、计划生育等过程。养成良好的卫生习惯，避免感染，是预防盆腔炎的关键。平时保持会阴部清洁、干燥，每晚用清水清洗外阴，白带较多时，可用黄柏 30 克、白鲜皮 30 克煎汤熏洗。不可用手掏洗阴道，亦不要随意用清洗器冲洗阴道，这样不仅容易破坏阴道的自身防御机制，引起菌群失调，导致邪毒入侵，还有可能在冲洗液压力过大时，将带菌的冲洗液直接灌入子宫，使湿热邪毒蕴结于胞宫胞脉，导致盆腔炎的发生。要

勤换内裤，清洗后在太阳下晒干，及时祛除病邪，不穿紧身、化纤质地的内裤。

②特殊时期卫生 经期、产后、人工流产术后及上环、取环等妇科手术后阴道有流血，一定要禁止房事，禁止游泳、盆浴，勤换卫生巾，因此时机体抵抗力下降，胞脉空虚，湿热毒邪易乘虚而入，客于冲任，与血搏结，造成气血凝滞而引发盆腔感染。

③性卫生 盆腔炎好发于性活跃的育龄期妇女，故关注性卫生可预防或降低盆腔炎的发生。首先，房事要"知时"，指的是在进行房事时要把握适宜的时间，平时体质虚弱，有慢性疾病的妇女性生活应选择病情相对稳定、体质恢复得较好的时机，以免损伤精血、诱发疾病。其次，房事要有节制，不要纵欲，纵欲则耗损肾精，肾精乃先天之本，肾精亏耗，正虚邪胜可导致慢性盆腔炎的复发。再次，性生活时间不要过久，以免女性盆腔长时间充血，瘀血阻滞而出现腰痛、腰酸、小腹胀痛、疲乏等症状，长期如此还可诱发慢性盆腔炎。最后，不能乱交，杜绝不洁性生活，阴道出血未净不能行房，房事前后夫妻双方都应清洗外阴，以免湿热毒邪乘虚而入，造成感染而导致盆腔炎。做好避孕措施，避免人工流产术的创伤，以及胞宫受损、盆腔炎等妇科疾病的发生。

（2）生活调理

注意气候变化，避免受风寒湿邪侵袭，不宜过度劳累，这是预防盆腔炎的最佳方法。多吃清淡的食物，多食有营养的食物如鸡蛋、豆腐、赤小豆、菠菜等；忌食生冷和刺激性食物。正确认识盆腔炎，少熬夜，勿心烦，保持乐观心情。

（3）增强体质

女性生殖系统有自然的防御功能，在正常情况下，能抵御细菌的入侵。只有当机体的抵抗力下降，或由于其他原因使女性的自然防御功能遭到破坏时，才会被邪毒侵入，导致盆腔炎的发生。另外，久坐、缺少活动导致血液循环减慢，盆腔静脉回流受阻、瘀血过多也可引起盆腔炎。故锻炼身体，平素多做搓腰摩腹类的盆腔保健操，注意劳逸结合，提高机体抵抗力，才能预防盆腔炎的发生。

（4）积极治疗炎性疾病

及时治疗阴道炎、子宫颈炎等妇科疾病，以免病原菌逆行感染，导致盆腔炎的发生。如患有阑尾炎、腹膜炎时，由于它们与女性内生殖器官毗邻，炎症可以通过直接蔓延引起盆腔炎，故也应积极治疗。其他急性炎症如急性肠炎，病原菌可经淋巴管传至生殖器，引起生殖器炎症。肺结核的结核分枝杆菌可经血流入盆腔，肠结核的结核分枝杆菌更可直接侵犯生殖器，引起生殖器结核病，故及时治疗治愈这些疾病对预防盆腔炎也有重要的意义。

## 调　养

### 中药方剂

#### ◎ 黄芪焦白术方

【材料】　生黄芪 18 克，焦白术 15 克，升麻 6 克，柴胡 6 克，木香 5 克，香附 6 克，白果 5 克，桂枝 5 克，炒薏苡仁 12 克，乌药 5 克，甘松 6 克，甘草 5 克。

【制法】　将上药水煎。

【用法】　每日 1 剂，连服 5 日。

【功效】　温阳益气，升阳除湿。适用于慢性盆腔炎。

#### ◎ 生地黄柴胡汤

【材料】　生地黄 15 克，柴胡 10 克，牡丹皮 10 克，延胡索 10 克，莪术 10 克，牛膝 10 克，桂心 10 克，连翘 10 克，甘草 6 克。

【制法】　将上药水煎。

【用法】　每日 1 剂，早、晚分服。

【功效】　行气活血。适用于气滞血瘀型盆腔炎。

## ◎ 桂枝茯苓方

【材料】 桂枝 10 克，茯苓 10 克，苍术 10 克，桃仁 10 克，连翘 10 克，黄芩 10 克，白芍 10 克，艾叶 10 克，蒲黄 15 克，甘草 6 克。

【制法】 将上药水煎。

【用法】 每日 1 剂，早、晚分服。

【功效】 温宫散寒，活血祛瘀。适用于寒湿瘀滞型盆腔炎。

## ◎ 香附三棱汤

【材料】 香附 12 克，三棱 10 克，当归 10 克，赤芍 10 克，川芎 15 克，桃仁 10 克，红花 10 克，丹参 30 克。

【制法】 将上药水煎。

【用法】 每日 1 剂，分早、晚 2 次温服；14 日为 1 个疗程，连服用 2 个疗程。

【功效】 活血化瘀，行气止痛。适用于慢性盆腔炎所致带下病及月经不调、痛经、不孕等疾病。

## ◎ 银甲方

【材料】 金银花 12 克，鳖甲 15 克（先煎），连翘 12 克，升麻 9 克，红藤 30 克，蒲公英 15 克，紫花地丁 12 克，生蒲黄 12 克（包煎），椿根皮 15 克，大青叶 9 克，茵陈 15 克，桔梗 9 克，琥珀末 0.3 克（冲）。

【制法】 将上药加清水早、晚各煎煮 1 次，取汁。

【用法】 每日 1 剂。早、晚各 1 次，温热口服。

【功效】 清热利湿，活血祛瘀。适用于湿热壅阻型慢性盆腔炎。

## ◎ 当归五灵脂汤

【材料】 当归 15 克，炒五灵脂 15 克，延胡索 20 克，川芎 10 克，荔枝核 10 克，干姜 6 克，赤芍 10 克，小茴香 6 克。

【制法】 将上药加清水早、晚各煎煮 1 次，取汁。

【用法】 每日 1 剂。早、晚各 1 次，温热口服。

【功效】 温经化湿，理气活血。适用于寒湿凝滞型慢性盆腔炎。

### ◎ 当归白芍汤

【材料】 当归 10 克，川芎 9 克，白芍 12 克，白术 10 克，茯苓 10 克，泽泻 12 克，郁金 12 克，小茴香 9 克，牡丹皮 12 克，川楝子 12 克，延胡索 15 克。

【制法】 将上药加清水早、晚各煎煮 1 次，取汁。

【用法】 每日 1 剂。早、晚各 1 次，温热口服。

【功效】 疏肝理脾，活血化瘀。适用于肝郁脾虚型慢性盆腔炎。

### ◎ 左归丸

【材料】 熟地黄 12 克，山药 12 克，山茱萸 9 克，枸杞子 12 克，怀牛膝 12 克，菟丝子 10 克，鹿角胶 12 克（冲），龟甲胶 12 克（冲），丹参 15 克，当归 10 克，白芍 10 克，甘草 5 克，鸡血藤 15 克。

【制法】 将上药加清水早、晚各煎煮 1 次，取汁。

【用法】 每日 1 剂。早、晚各 1 次，温热口服。

【功效】 调补肝肾，和营祛瘀。适用于肾虚血瘀型慢性盆腔炎。

### ◎ 银花公英汤

【材料】 金银花 60 克，蒲公英 60 克，板蓝根 60 克，生甘草 30 克。

【制法】 将上药水煎。

【用法】 每日分 2 次服。

【功效】 清热解毒。适用于热毒型盆腔炎，症见高热，寒战，头痛，小腹疼痛拒按，带下量多如脓、臭秽，尿黄便秘，舌苔黄，脉滑数或弦数。

### ◎ 血府逐瘀汤

【材料】 当归 10 克，川芎 10 克，桃仁 10 克，红花 10 克，枳壳 10 克，川楝子 10 克，牡丹皮 12 克，丹参 12 克，赤芍 12 克，乳香 6 克，没药 6 克。

【制法】 将上药水煎。

【用法】 每日 1 剂，早、晚分服。

【功效】 活血祛瘀，行气止痛，清热利湿。适用于气滞血瘀型盆腔炎，症见下腹隐痛下坠，腰骶酸痛，白带多，月经不调、量多，头晕体倦，舌质暗紫有瘀斑，脉弦细或涩细。

## ◎ 解毒止带汤

【材料】 金银花 12 克，连翘 12 克，茵陈 12 克，黄芩 12 克，椿根皮 10 克，黄柏 10 克，牛膝 10 克，贯众 10 克，牡丹皮 10 克，地榆 10 克，黄连 5 克。

【制法】 将上药水煎。

【用法】 每日 1 剂，早、晚分服。

【功效】 清热解毒，除湿化瘀。适用于湿热蕴结型盆腔炎，症见少腹胀痛拒按，阴部坠胀，经期延长，经量增多，或见痛经，带下异常，体倦食少，大便溏，小便黄，苔黄腻，脉濡数。

## ◎ 五味消毒饮

【材料】 金银花 20 克，蒲公英 15 克，野菊花 10 克，生地黄 15 克，牡丹皮 10 克，丹参 15 克，赤芍 10 克，桃仁 10 克。

【制法】 将上药水煎。

【用法】 每日 1 剂，早、晚分服。

【功效】 清热解毒，凉血化瘀。适用于热毒壅盛型盆腔炎，症见下腹剧痛拒按，或下腹有包块，带下量多，色黄或赤白相兼，质黏稠或呈脓性秽臭，发热头痛或高热、寒战，口干欲饮，大便干结或腹泻，小便短赤，全身乏力，经量增多、经期延长；舌质红，苔黄，脉滑数。

## ◎ 黄连解毒汤

【材料】 黄连 6 克，黄芩 10 克，黄柏 10 克，栀子 9 克，牡丹皮 10

克，金银花 20 克，夏枯草 10 克，丹参 15 克，赤芍 10 克，薏苡仁 20 克。

【制法】 将上药水煎。

【用法】 每日 1 剂，早、晚分服。

【功效】 清热解毒，利湿活血。适用于湿热内结型盆腔炎，症见低热起伏，下腹胀坠疼痛拒按，或灼热痛，带下量多，色黄，质稠，有气味，纳差食少，小便频急、短黄或大便溏薄、里急后重；舌质红，苔黄腻，脉弦滑。

## ◎ 金蒲连茯胡索汤

【材料】 金银花 30 克，蒲公英 30 克，连翘 15 克，土茯苓 15 克，车前子 10 克（包煎），延胡索 15 克，炒枳壳 6 克，生甘草 6 克。

【制法】 将上药水煎。

【用法】 每日 1 ~ 2 剂，早、中、晚分服。

【功效】 清热解毒。适用于急性盆腔炎初起者。

## ◎ 红藤蒲公英丹参汤

【材料】 红藤 30 克，蒲公英 20 克，丹参 15 克，赤芍 15 克，薏苡仁 15 克，土茯苓 15 克，黄柏 10 克，牡丹皮 10 克。

【制法】 将上药水煎。

【用法】 每日 1 剂，早、晚分服。

【功效】 清热解毒。适用于急性盆腔炎属夹瘀者。

## ◎ 桂枝慈菇汤

【材料】 桂枝 10 克，鹿角片 6 克，山慈菇 10 克，莪术 10 克，延胡索 10 克，香附 10 克。

【制法】 将上药水煎。

【用法】 每日 1 剂，煎 2 次，分 2 次服用。

【功效】 温宫散寒，活血化瘀。适用于慢性盆腔炎属寒凝夹瘀者。

## ◎ 清热利湿汤

【材料】瞿麦 12 克，萹蓄 12 克，木通 3 克，车前子 9 克，滑石 12 克，延胡索 9 克，连翘 15 克，蒲公英 15 克。

【制法】将上药水煎。

【用法】每日 1 剂，早、晚分服。

【功效】清热利湿，行气活血，化瘀止痛。适用于慢性盆腔炎属于湿热下注，气血郁结者，症见腰痛，腹痛拒按，伴有低热，带下黄稠，有时尿频。

## ◎ 暖宫定痛汤

【材料】橘核 9 克，荔枝核 9 克，小茴香 9 克，胡芦巴 9 克，延胡索 9 克，五灵脂 9 克，川楝子 9 克，制香附 9 克，乌药 9 克。

【制法】将上药水煎。

【用法】每日 1 剂，早、晚分服。

【功效】暖宫散寒，行气活血，化瘀定痛。适用于慢性盆腔炎或不孕，属于下焦寒湿，气血凝结者，症见腰痛，少腹发凉，隐隐作痛，白带清稀，畏寒喜暖。

## ◎ 疏气定痛汤

【材料】制香附 9 克，川楝子 9 克，延胡索 9 克，五灵脂 9 克，当归 9 克，乌药 9 克，枳壳 4.5 克，木香 4.5 克，没药 3 克。

【制法】将上药水煎。

【用法】每日 1 剂，早、晚分服。

【功效】行气活血，化瘀止痛。适用于慢性盆腔炎腰腹疼痛，属于气滞血瘀者。

## ◎ 清热解毒汤

【材料】金银花 15 克，连翘 15 克，蒲公英 15 克，紫花地丁 15 克，黄芩 9 克，车前子 9 克，牡丹皮 9 克，地骨皮 9 克，瞿麦 12 克，萹蓄 12 克，冬瓜子 30 克，赤芍 6 克。

【制法】 将上药水煎。

【用法】 每日1剂，早、晚分服。

【功效】 清热解毒，利湿活血，消肿止痛。适用于急慢性盆腔炎属于湿热毒盛者。

## ◎ 丹芍活血行气汤

【材料】 丹参15克，赤芍15克，乌药12克，牡丹皮9克，川楝子9克，延胡索12克，桃仁泥12克，败酱草30克，当归10克，香附9克。

【制法】 将上药水煎。

【用法】 每日1剂，早、晚分服。

【功效】 活血化瘀，行气止痛。适用于慢性盆腔炎。患者往往经年累月下腹疼痛不止，经前或行经时疼痛较明显，但平时亦隐隐作痛，带下增多，精神郁闷，同时可兼有月经先后、多少不定，或小便频急，大便失调，恶心纳呆，舌色暗红，苔白或黄，脉沉弦等。

## ◎ 蒿蒲解毒汤

【材料】 青蒿12克（后下），牡丹皮12克，黄柏12克，蒲公英30克，白薇20克，丹参20克，连翘20克，赤芍15克，桃仁15克，青皮10克，川楝子10克。

【制法】 将上药水煎。

【用法】 每日1~2剂，药渣再煎，多次分服。

【功效】 清热解毒，行气化瘀。适用于急性盆腔炎，症见壮热、恶寒，小腹灼热，腹痛拒按，尿黄便秘，带下增多，色黄质稠而臭秽。

## ◎ 清宫解毒饮

【材料】 土茯苓30克，鸡血藤20克，忍冬藤20克，薏苡仁20克，丹参15克，车前草10克，益母草10克，甘草6克。

【制法】 将上药水煎。

【用法】 每日1剂，早、晚分服。

【功效】 清热利湿，解毒化瘀。适用于慢性盆腔炎，症见腹痛，腰骶酸痛，时有低热，或带下量多并性状改变者，经妇科检查子宫压痛，活动受限，附件呈条索状，肥厚，压痛明显或有炎性包块。

## ◎ 二英二藤汤

【材料】 白英 15 克，蒲公英 15 克，红藤 15 克，忍冬藤 15 克，薏苡仁 15 克，延胡索 10 克，败酱草 15 克，桃仁 10 克，生蒲黄 10 克（包煎），川楝子 10 克，柴胡 10 克。

【制法】 将上药水煎。

【用法】 每日 1 剂，早、晚分服。

【功效】 清热解毒，行气活血，利湿消肿。适用于急慢性盆腔炎所致带下病及月经不调、痛经、不孕等。服药期间禁房事。

## ◎ 柴枳败酱汤

【材料】 柴胡 9 克，枳实 9 克，赤芍 15 克，白芍 15 克，甘草 6 克，丹参 15 克，牛膝 9 克，三棱 12 克，莪术 12 克，红藤 15 克，败酱草 30 克，香附 12 克，大黄 9 克。

【制法】 将上药水煎。

【用法】 每日 1 剂，早、晚分服。

【功效】 清热凉血，行瘀镇痛。适用于瘀热内结型盆腔炎，症见小腹疼痛、黄白带下等症。

## 药茶

## ◎ 青皮红花饮

【材料】 青皮 10 克，红花 10 克。

【制法】 将青皮晾干后切成丝，与红花同入砂锅，加水浸泡 30 分钟，煎煮 30 分钟，用洁净纱布过滤，去渣，取汁即成。

【用法】 代茶频频饮用，或早、晚 2 次分服。

【功效】理气活血。适用于气滞血瘀型盆腔炎。

## ◎ 荔枝核蜜茶

【材料】荔枝核 30 克，蜂蜜 20 克。

【制法】将荔枝核敲碎后放入砂锅，加水浸泡片刻，煎煮 30 分钟，去渣取汁，趁温热调入蜂蜜，拌和均匀，即可。

【用法】早、晚 2 次分服。

【功效】理气，利湿，止痛。适用于各类慢性盆腔炎。

## ◎ 益母草茶

【材料】益母草 6 克，茶叶 3 克，红糖 15 克。

【制法】将上三味以沸水冲泡，用盖焖 15 分钟。

【用法】代茶频频服饮。每日 1 剂，常服之。

【功效】活血祛瘀，清热利水。适用于慢性盆腔炎。

## ◎ 鱼腥草白芷茶

【材料】七叶一枝花 30 克，白芷 30 克，鱼腥草 30 克。

【制法】将上药水煎取汁。

【用法】代茶频频服饮。每日 1 剂。

【功效】清热解毒。适用于慢性盆腔炎。

## ◎ 山楂茶

【材料】山楂 30 克。

【制法】将上药加水煎。

【用法】代茶饮。

【功效】抗菌。适用于慢性盆腔炎。

## ◎ 山楂苦菜茶

【材料】山楂 30 克，苦菜 60 克，佛手 15 克。

【制法】将上药水煎。

【用法】每日 1 剂，分 2 次服，共服 7 ~ 8 剂。

【功效】清热抗菌，消炎止痛，开胃。适用于慢性盆腔炎。

## ◎ 柴胡山楂茶

【材料】柴胡 10 克，生山楂 15 克，当归 10 克，白糖适量。

【制法】将柴胡、山楂、当归同时放入锅煎煮，去渣取汁。

【用法】服时调入白糖，每日 2 次，连服 3 ~ 5 日为 1 个疗程。

【功效】理气活血。适用于气滞血瘀型慢性盆腔炎。

## ◎ 紫草败酱茶

【材料】败酱草 45 克，紫草根 15 克。

【制法】将上两味洗净一起放入锅，加水先泡 10 分钟左右，再大火煮沸，小火慢煎，加红糖服用。

【用法】代茶饮，每日 2 次，连服 1 周为 1 个疗程。

【功效】清热解毒利湿。适用于湿热壅盛型急性盆腔炎。

## ◎ 益母草甘草茶

【材料】益母草 200 克（鲜品加倍），红糖 25 克，甘草 3 克，绿茶 2 克。

【制法】将上四味加 600 ~ 700 毫升水，煮沸 5 分钟。

【用法】分 3 次温饮。每日 1 剂。

【功效】活血利水，祛瘀消炎。适用于急性盆腔炎。

## ◎ 蒲公英败酱草茶

【材料】蒲公英 30 克，败酱草 30 克，半枝莲 30 克。

【制法】将上三味水煎取汁。

【用法】代茶饮，每日 1 剂。

【功效】清热解毒。适用于急性盆腔炎。

## ◎ 卷柏夏枯草茶

【材料】 卷柏 30 克，白花蛇舌草 30 克，夏枯草 15 克。

【制法】 将上三味水煎取汁。

【用法】 代茶饮，每日 1 剂。

【功效】 清热解毒。适用于急性盆腔炎。

## ◎ 野菊地丁茶

【材料】 野菊花 60 克，紫花地丁 60 克。

【制法】 将上两味捣烂绞汁。

【用法】 分 2 次服。

【功效】 清热解毒。适用于急性盆腔炎。

## 药粥

## ◎ 车前茯苓粥

【材料】 茯苓 15 克，车前子 10 克，粳米 100 克，红糖适量。

【制法】 将茯苓、车前子用干净纱布包好，放入锅与粳米同时煎煮，粥熟后，调入适量红糖。

【用法】 每日 1 剂，分 2 次服，连服 5 ～ 7 日为 1 个疗程。

【功效】 健脾祛湿。适用于脾虚湿困型慢性盆腔炎。

## ◎ 桃红地黄粥

【材料】 粳米 90 克，桃仁 12 克，熟地黄 20 克，红花 10 克，白糖适量。

【制法】 将上三味药煎熬取汁，放入粳米，煨煮成粥，调入白糖即可食之。

【用法】 每日 1 剂，分 2 次服用，连服 4 ～ 6 日。

【功效】 养血补气散瘀。适用于气虚夹瘀型盆腔炎。

## ◎ 苍术牛膝粥

【材料】苍术 10 克，牛膝 10 克，陈皮 6 克，粳米 100 克，白糖适量。

【制法】将上三味中药煎煮后去渣取汁，放入粳米煮粥熟，服时可调入白糖。

【用法】每日 1 剂，分 2 次服，连服 5～7 日为 1 个疗程。

【功效】燥湿化痰，理气通络。适用于痰湿阻络型慢性盆腔炎。

## ◎ 茯苓半夏粥

【材料】茯苓 15 克，半夏 10 克，陈皮 6 克，粳米 100 克，白糖适量。

【制法】将上三味药加清水煎煮，去渣取汁，放入粳米煮粥，粥熟放入白糖。

【用法】每日 1 剂，分 2 次服，连服 3～5 日为 1 个疗程。

【功效】祛湿化痰，理气通络。适用于痰湿阻络型慢性盆腔炎。

## ◎ 大枣皂角刺粥

【材料】皂角刺 30 克，大枣 20 枚，粳米 50 克。

【制法】将皂角刺、大枣加清水共煎煮 30 分钟，去渣取汁，加粳米煮粥。

【用法】早、晚餐食用。

【功效】清热解毒除湿。适用于湿毒蕴结型急性盆腔炎。

## ◎ 皂角刺蒲公英粥

【材料】鲜蒲公英 60 克（干者用 30 克），皂角刺 15 克，粳米 50 克。

【制法】将上两味加清水煎汤，去渣取汁，加入淘洗干净的粳米煮稀粥。

【用法】早、晚餐食用。

【功效】清热解毒除湿。适用于湿毒蕴结型急性盆腔炎。

## ◎ 野菊败酱草粥

【材料】败酱草 15 克，野菊花 10 克，粳米适量，白糖适量。

【制法】 将上三味同煮粥，粥熟放适量白糖。

【用法】 每日分 2 次服，连服 5 ~ 7 日为 1 个疗程。

【功效】 清热解毒消炎。适用于急性盆腔炎。

### ◎ 蒲公英马齿苋粥

【材料】 马齿苋 15 克，蒲公英 15 克，粳米 100 克，冰糖 10 克。

【制法】 将马齿苋、蒲公英加入适量冷水煎煮，去渣取汁后放入粳米煮粥熟，然后入冰糖煮沸。

【用法】 每日 1 剂，分 2 次服，连服 7 ~ 10 日为 1 个疗程。

【功效】 清热解毒祛湿。适用于湿热内蕴型急性盆腔炎。

### ◎ 冬瓜粥

【材料】 槐花 10 克，薏苡仁 30 克，冬瓜仁 20 克，粳米适量。

【制法】 将槐花、冬瓜仁水煎成浓汤，去渣后再放薏苡仁及粳米同煮成粥服食。

【用法】 早、晚餐食用。

【功效】 清热解毒。适用于急性盆腔炎。

## 药汤

### ◎ 银花冬瓜仁蜜汤

【材料】 冬瓜仁 20 克，金银花 20 克，黄连 2 克，蜂蜜 50 克。

【制法】 将金银花煎煮，去渣取汁，用药汁煎冬瓜仁 15 分钟后加入黄连、蜂蜜即可。

【用法】 每日 1 剂，连服 1 周。

【功效】 清热解毒。适用于盆腔炎。

### ◎ 土茯苓猪肉汤

【材料】 土茯苓 50 克，芡实 30 克，金樱子 15 克，石菖蒲 12 克，猪瘦肉 100 克。

　　【制法】 将以上食材加入适量清水，慢火煲汤，加食盐调味。

　　【用法】 饮汤食肉。

　　【功效】 健脾补肾，解毒祛湿。适用于慢性盆腔炎、阴道炎、子宫颈炎。

## ◎ 苦菜萝卜汤

　　【材料】 苦菜 100 克，金银花 20 克，蒲公英 25 克，青萝卜 200 克（切片）。

　　【制法】 将上四味共煎煮，去药后吃萝卜喝汤。

　　【用法】 每日 1 剂。

　　【功效】 清热解毒。适用于湿热瘀毒型盆腔炎。

## ◎ 补髓汤

　　【材料】 甲鱼 1 只，猪脊髓 200 克。

　　【制法】 将甲鱼用小火煮熟，再放入猪脊髓煮熟加适量盐即成。

　　【用法】 吃肉饮汤，连服数日。

　　【功效】 滋阴补髓。适用于慢性盆腔炎。

## ◎ 川楝子川芎汤

　　【材料】 川楝子 10 克，川芎 10 克，猪瘦肉 100 克。

　　【制法】 将两味药煎煮，去渣取汁，再与猪瘦肉一同炖汤。

　　【用法】 吃肉饮汤，连服数日。

　　【功效】 理气活血。适用于气滞血瘀型慢性盆腔炎。

## ◎ 香椿根皮汤

　　【材料】 香椿根白皮 33 克（鲜品 66 克），白糖 50 克。

　　【制法】 将香椿根白皮洗净，放入锅内，加水煎成浓汤，去渣后加入白糖，即成。

【用法】 重症者日服 2 次，轻症者日服 1 次，连服 7 日为 1 个疗程。

【功效】 清热解毒。适用于实热型慢性盆腔炎。

## ◎ 莲子排骨汤

【材料】 猪排骨 200 克，莲子 40 克，芡实 30 克，枸杞子 20 克，怀山药 25 克。

【制法】 将猪排骨剁成小块，用沸水焯一下，洗去浮沫，与莲子（去心）、芡实（去杂质）、怀山药、枸杞子一起放入砂锅内，加水、料酒、盐、胡椒、姜、葱等，用中火炖 1 小时，再加少量味精调和，即可食用。

【用法】 喝汤，吃排骨、莲子、山药等。

【功效】 补肾益精，清心固带。适用于肝肾不足、湿热下注的盆腔炎。

## ◎ 当归生姜羊肉汤

【材料】 当归 60 克，生姜 5 片，羊肉 500 克，黄芪 30 克。

【制法】 将羊肉切块，再与当归、黄芪、生姜共炖汤，加盐调味即可。

【用法】 吃肉喝汤。

【功效】 益气养血。适用于气血虚弱型盆腔炎。

## ◎ 山楂红枣汤

【材料】 山楂 50 克，红枣 15 枚，生姜 15 克。

【制法】 将上药用水煎服。

【用法】 每日 1 剂，分 2 次服用。

【功效】 活血化瘀，温经止痛，行气导滞。适用于经寒血瘀型盆腔炎。

## 保健菜肴

## ◎ 莲子炖乌鸡

【材料】 莲子肉 50 克，乌鸡肉 100 克，仙茅 10 克。

【制法】 将莲子肉、仙茅洗净；乌鸡肉洗净，切小块。把全部用料一起放入炖盅，加开水适量，炖盅加盖，小火隔水炖 3 小时，加盐调味即成。

【用法】 随量食用。

【功效】 温肾健脾，固涩止带。适用于慢性盆腔炎。

### ◎ 虾仁蒸童子鸡

【材料】 虾仁 15 克，海马 10 克，童子鸡 1 只。

【制法】 将虾仁、海马放在洗净的鸡肉上，上笼蒸至烂熟。

【用法】 食海马、虾仁和鸡肉。

【功效】 调补肝肾。适用于肾虚之慢性盆腔炎。

### ◎ 丹参香附煲鸡蛋

【材料】 丹参 30 克，香附 12 克，鸡蛋 2 个。

【制法】 将上三味加水同煮，鸡蛋熟后剥去壳再煮片刻，去药渣。

【用法】 吃蛋饮汤，每日 2 次分食，5 ~ 10 日为 1 个疗程。

【功效】 活血化瘀，理气补益。适用于气滞血瘀型急性盆腔炎。

## 灌肠

### ◎ 方 1

【组方】 蒲公英 30 克，土茯苓 30 克，鱼腥草 15 克，王不留行 15 克，苦参 15 克，三棱 10 克，莪术 10 克，泽兰 10 克，乳香 6 克，没药 6 克。

【用法】 上述药材加水 1000 毫升浓煎至 100 毫升，药液温度在 36℃ ~ 40℃ 之间，每日灌肠 1 次，10 日为 1 个疗程，经期暂停。

### ◎ 方 2

【组方】 败酱草 30 克，鱼腥草 30 克，红花 15 克，赤芍 15 克，川楝子 10 克，柴胡 10 克。

【用法】 上述药材加水 1000 毫升浓煎成 300 毫升，冷至 38℃ 后，保留灌肠。灌后侧卧 15 分钟，每日 1 次，10 日为 1 个疗程。

## 熏洗

### ◎ 方 1

【组方】蒲公英 15 克，紫花地丁 15 克，蝉蜕 9 克。

【用法】水煎，去渣，熏洗阴部，每日 2 次，10 日为 1 个疗程。月经期间停用。

### ◎ 方 2

【组方】甘草 10 克，黄柏 10 克。

【用法】水煎，去渣，熏洗阴部，每日 2 次，15 日为 1 个疗程。月经期间停用。

### ◎ 方 3

【组方】苦参 15 克，黄柏 9 克，木鳖子 10 克，土茯苓 30 克，蒲公英 30 克，金银花 20 克，白芷 6 克，赤芍 6 克，甘草 12 克。

【用法】水煎，去渣，熏洗阴部，每日 2 次，10 日为 1 个疗程。月经期间停用。

## 贴脐

【组方】柴胡 15 克，当归 15 克，黄芩 15 克，黄柏 15 克，板蓝根 15 克，赤芍 15 克，牡丹皮 15 克，大黄 15 克。

【用法】将上药共研为细末备用。使用时取药末适量，用黄酒调成糊状，取适量敷于脐部，覆盖纱布以胶布固定。每 3 日换药 1 次，2～3 周为 1 个疗程。

按摩

【取穴】 章门、期门、中脘、气海、关元、曲骨、横骨、神阙、水道、带脉、膈俞、肝俞、脾俞、胃俞、大肠俞、小肠俞、关元俞、膏肓、督脉、命门、八髎。

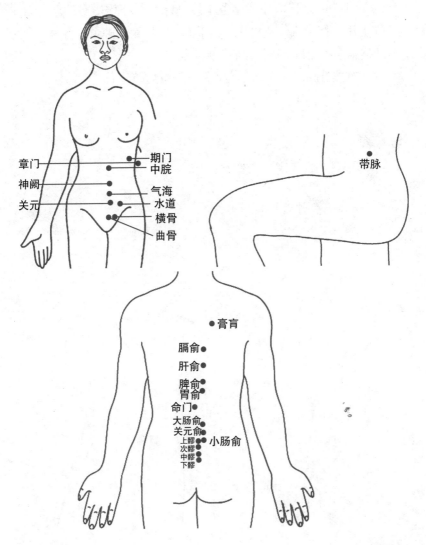

【操作方法】

（1）患者取仰卧位，两下肢微屈，按摩者立于其一侧，用一指禅推法或按揉法在章门、期门、中脘、气海、关元操作，各约5分钟。

（2）重点在小腹进行摩腹，揉脐10分钟。

（3）按揉曲骨、横骨、神阙、水道、带脉，各3分钟。

（4）腹部运用揉法，时间约8分钟。

（5）患者取俯卧位，按摩者立于其一侧，擦背部约3分钟。

（6）用一指禅推法或按揉法施于膈俞、肝俞、脾俞、胃俞、大肠俞、小肠俞、关元俞、膏肓各半分钟。

（7）直擦督脉，横擦命门、八髎，以透热为度。

（8）叩击腰背部。

◎ 方2

【取穴】气海、肾俞、三阴交、血海。

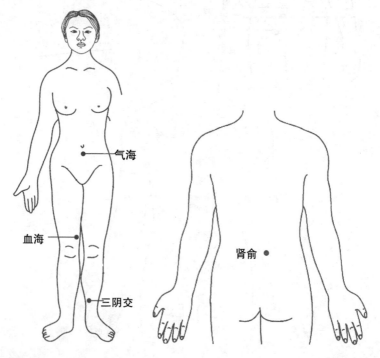

气海

血海

三阴交

肾俞

【操作方法】

（1）患者取仰卧位，用掌根抵住气海穴缓慢揉动，约5分钟。

（2）患者取坐位或仰卧位，在小腹用掌揉法按顺时针方向，缓慢揉动2分钟，以腹内有温热感为佳。

（3）患者取俯卧位，用轻快的揉法施于双肾俞穴及骶尾部，约10分钟。

（4）患者取坐位，先用拇指揉按双侧三阴交穴，各2分钟，然后用大鱼际擦小腿内侧，约1分钟。如果小腹坠胀疼痛剧烈，宜横擦腰骶部，使热感透达小腹；再直擦腰部督脉，使热感透达胸部任脉。如果白带较多，加按揉双侧血海穴，同时延长擦小腿内侧的时间。

◎ 方3

【取穴】 气海、关元、子宫、八髎。

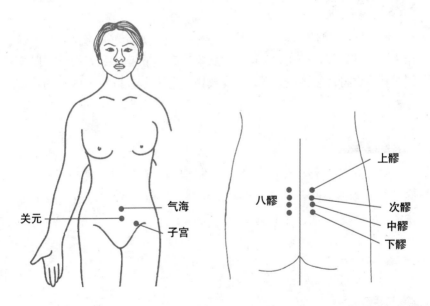

【操作方法】

（1）患者取仰卧位，操作者站于其身侧，用掌摩法顺时针摩腹5分钟，力度需作到胃肠。

（2）患者取仰卧位，操作者站于其身侧，以拇指点揉气海、关元和子宫，力度以得气为度，持续时间各约1分钟。

（3）患者取俯卧位，操作者站于其身侧，以双手拇指点按八髎穴各1分钟，力度以得气为度。

（4）患者取俯卧位，操作者站于其身侧，横擦患者腰骶部肾俞、命门处，反复操作约半分钟。施术时以手的尺侧置于患者腰骶部，做横向直线往返擦动，以局部皮肤微红温热为度。

（5）患者取俯卧位，操作者站于其身侧，双掌重叠，垂直向下按揉患者腰骶部约3分钟，边揉动边缓慢移动，均匀按揉整个腰骶部，力度需要达肌肉层。注意揉动时速度要和缓，力度需均匀。

## 康复锻炼

### ◎ 举盆活血法

仰卧位，全身放松，呼吸均匀，两腿屈膝，脚跟靠近臀部，两手放在头下。以足掌和肩部为支撑点，使骨盆高高举起30秒，同时收提肛门。然后再将骨盆轻轻落下，全身放松。连续反复30次，15日为1个疗程。

### ◎ 抬臀行气法

俯卧位，全身放松，呼吸均匀，两膝屈向胸部，将臀部高高抬起，胸部与床紧贴，两臂在头两侧向前伸直，停留30秒，再还原成俯卧位。连续反复30次，15日为1个疗程。

## 拔罐

### ◎ 方1

【取穴】主穴：关元、肾俞、三阴交。配穴：气海、腰眼、大椎、八髎。

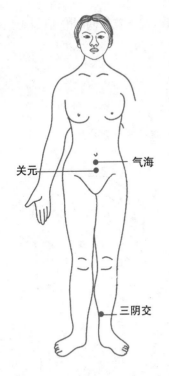

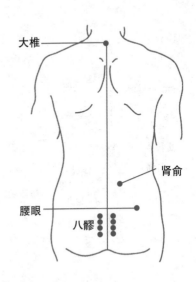

【操作方法】 以主穴为主，效果欠佳时加取或改取配穴。每次选用
2～3穴，先按摩穴位，待周围脉络显露后，用火罐法吸拔5～10分
钟。每日或隔日1次，穴位交替轮用，10次为1个疗程。

◎ 方2

【取穴】 肾俞、腰眼、腰阳关、八髎、关元、曲骨、气海、归来、
三阴交、足三里为主穴。月经多者，加血海穴；痛经者，加地机穴；白
带多者，加阴陵泉穴；发热恶寒、低热者，加大椎、曲池穴。

【操作方法】 取上穴，采用单纯罐法或温水罐法、敷姜罐法，通常
在腰骶部穴上置8～10个罐。若发热者，在大椎或曲池穴上施行刺络
罐法，起罐后再于腹部及下肢穴位上置罐6～8个，均留罐10～30分
钟，每日或隔日1次，10次为1个疗程。亦可每次选2～4个穴位，先
施行挑罐法，然后再在其他穴位上施行单纯罐法，留罐10～15分钟，

每周 1 ～ 2 次。拔完以上所有穴位为 1 个疗程，2 个疗程间间隔 10 日。

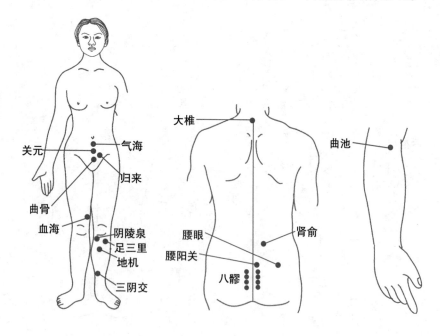

刮痧

【取穴】背部：脾俞、肾俞、次髎、下髎、白环俞。腹部：带脉、气海、关元。下肢部：足三里、阴陵泉、三阴交。

【操作方法】

（1）用平面刮法由上而下分段刮拭背部两侧的脾俞至肾俞、次髎至下髎、白环俞，重点刮白环俞。此法有调理气血、益肾固精、调理经带的功效。

（2）用面刮法分别刮拭腹部两侧的带脉、气海至关元，可有效改善盆腔炎症状。

（3）用平面按揉法按揉下肢的足三里穴，再用平面刮法刮拭阴陵泉至三阴交，此法有助于治疗内湿较重导致的盆腔炎。

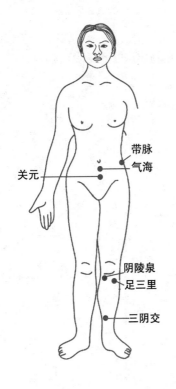
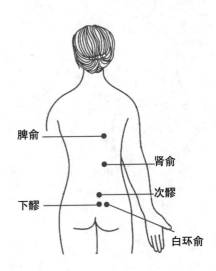

带脉
气海
关元
阴陵泉
足三里
三阴交
脾俞
肾俞
次髎
下髎
白环俞

艾灸

◎ 方1

【取穴】主穴：气海、中极、归来。配穴：大肠俞、次髎。

【操作方法】以主穴为主，效果不显时加配穴。每次取 2～3 穴。操作可用传统法隔姜灸，亦可用经穴灸疗仪灸照。传统法为：取纯艾绒做成直径 1.5 厘米，高 1.8 厘米的艾炷，置于 0.4 厘米厚之鲜姜片上点燃，每穴灸 3 壮，每壮需 6～7 分钟。灸照法为：用经穴灸疗仪，灸头固定在穴位上，穴上置 0.2 厘米厚之鲜姜片，每次灸照 20 分钟，温度以患者感到舒适为度。上述均为每日 1 次，10 次为 1 个疗程，疗程间间隔 3～5 日，共治疗 2～3 个疗程。

## ◎ 方2

【取穴】 神阙、归来、中极、气海、大肠俞、次髎、三阴交。

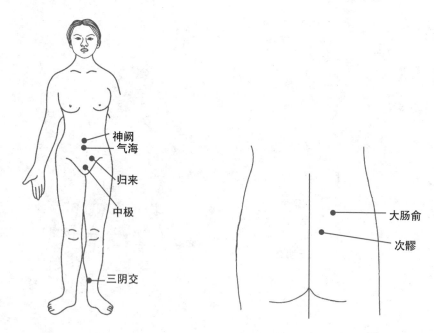

【操作方法】 用艾炷隔姜灸（或隔饼灸），中极、神阙、气海、归来各灸3～5壮，余穴则施用艾条温和灸，每穴灸5～10分钟，以灸至局部皮肤灼热红润为度，每日或隔日灸1次。

本法适用于急性盆腔炎。

## ◎ 方3

【取穴】 三阴交。

【操作方法】 采用艾条温和灸，对三阴交穴进行施灸，灸至皮肤出现红晕，使患者有温热舒服的感觉，每次灸20～30分钟，7日为1个疗程，休息1～2日后，再进行第2个疗程，一般灸1～2个疗程。除了灸三阴交穴，也可灸腹部压痛点。

本法适用于慢性盆腔炎。

敷贴

◎ 方1

【组方】当归 15 克，赤芍 15 克，川芎 10 克，红花 10 克，羌活 10 克，独活 10 克，防风 10 克，白芷 10 克，透骨草 30 克，艾叶 300 克。

【用法】将上药共研细末，取 500 克布包，蒸透后热敷患处。每日 1～2 次，每次 20 分钟，每包用 10 次，7～10 日为 1 个疗程。

◎ 方2

【组方】新鲜蒲公英 20 克，白酒适量。

【用法】将蒲公英捣烂，加入白酒调匀，外敷下腹部。每晚 1 次。7 日为 1 个疗程。月经期间停用。

◎ 方3

【组方】艾叶 6 克，鸡血藤 20 克，防风 20 克，五加皮 20 克，红花 10 克，白芷 10 克，花椒 10 克，羌活 15 克，独活 15 克，皂角刺 15 克，透骨草 15 克，千年健 15 克。

【用法】将上药共研细末，布包隔水蒸透，热敷少腹，每日 1～2 次，每剂药用 3 日，15 日为 1 个疗程。

◎ 方4

【组方】桃仁 10 克，红花 10 克，当归 10 克，赤芍 10 克，小茴香 20 克，花椒 15 克，透骨草 100 克，白芷 10 克，苏木 10 克。

【用法】将上药布包隔水蒸透，热敷少腹，每日 1～2 次，每剂药用 3 日，15 日为 1 个疗程。

◎ 方5

【组方】透骨草 30 克，追地风 30 克，当归 30 克，赤芍 30 克，茜草 30 克，白芷 30 克，阿魏 20 克，乳香 20 克，没药 20 克，莪术 20 克，血竭 15 克，花椒 15 克。

【用法】 将上药共研细末，布包隔水蒸透，热敷少腹，每日 1 ～ 2 次，每剂药用 3 日，15 日为 1 个疗程。

## ◎ 方6

【组方】 羌活 30 克，独活 30 克，千年健 15 克，白芷 15 克，艾叶 15 克，石菖蒲 15 克，紫苏 10 克，花椒 10 克。

【用法】 将上药布包隔水蒸透，热敷少腹，每日 1 ～ 2 次，每剂药用 3 日，15 日为 1 个疗程。

## ◎ 方7

【组方】 花椒 12 克，降香 12 克，大茴香 12 克，乳香 9 克，没药 9 克。

【用法】 将上药共研细末，以面粉 3 匙、高粱酒少许调敷患处，再以热水袋温敷腹部包块处。每日 1 ～ 2 次，15 ～ 20 日为 1 个疗程。

## 足浴

## ◎ 方1

【组方】 紫花地丁 30 克，虎杖 30 克，蚤休 30 克，当归 20 克，川芎 20 克。

【用法】 将上药加清水适量，浸泡 20 分钟，煎数沸，取药液与 1500 毫升开水同入脚盆中，趁热熏蒸患处，待温度适宜时泡洗双脚，每日 2 次，每次 40 分钟，15 日为 1 个疗程。

【功效】 疏肝理气，活血化瘀。适用于慢性盆腔炎。

## ◎ 方2

【组方】 金银花 50 克，连翘 50 克，牡丹皮 20 克，蒲公英 20 克，土茯苓 20 克，车前草 20 克。

【用法】 将上药加清水适量，煎煮 30 分钟，去渣取汁，与 2000 毫升开水一起倒入脚盆中，先熏蒸，待温度适宜时泡洗双脚。每日1次，每次熏泡40分钟，10日为1个疗程。

【功效】 清热解毒，化瘀利湿。适用于湿热瘀结型急性盆腔炎。

◎ 方3

【组方】 杏仁30克，半夏30克，生薏苡仁30克，陈皮30克，淡竹叶20克，川厚朴20克，车前子20克，泽泻20克。

【用法】 将诸药加清水适量，浸泡10分钟后，水煎取汁，放入脚盆中，待温时泡脚。每日1剂，每日2次，每次30分钟，连续10日为1个疗程。

【功效】 清热解毒，宣畅三焦。适用于急性盆腔炎。

◎ 方4

【组方】 忍冬藤30克，蜀红藤30克，大黄20克，大青叶20克，牡丹皮20克。

【用法】 将上药加清水适量，浸泡20分钟，煎数沸，取药液与1500毫升开水同入脚盆中，趁热熏蒸，待温度适宜时泡洗双脚。每日2次，每次40分钟，15日为1个疗程。

【功效】 清热解毒，利湿化瘀，活血凉血。适用于盆腔炎。

♥ 爱心小贴士

### 盆腔炎患者日常生活调养注意事项有哪些？

（1）盆腔炎急性发作时必须及时、彻底治愈，给予充分营养及液体摄入，一定要卧床休息，体位应采取半卧位，以利于炎症局限化和分泌物的排出。

（2）不要有思想顾虑，要增强治愈的信心，舒畅情志，调畅气机，有利于盆腔炎的治疗、恢复。

（3）平时应注意生活调摄，防寒保暖，禁烟酒。

（4）保持大便通畅，防止盆腔炎的复发。

（5）腹痛时可用热水袋，或将妇科冲洗中药放布袋里蒸后放在腹部热敷，上面再加热水袋、大毛巾保温，可以消炎止痛。

（6）要注意产褥期卫生，常洗淋浴，勤换内衣裤，经期注意适当休息。

（7）注意性生活卫生，月经期、妊娠期严禁性交，患有性病的人要及时治疗。

（8）积极锻炼身体，增强体质，提高抗病能力。

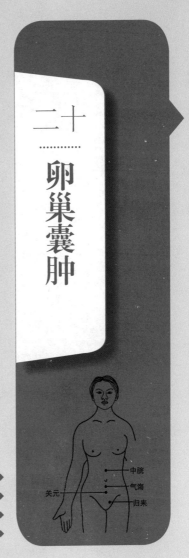

二十

卵巢囊肿

中脘
气海
关元
归来

卵巢不仅仅是女性最重要的生殖器官，更是女性性征赖以存在的源泉，为女性产生雌性激素、卵细胞。以成年女性为例，其一生的美丽与衰老、发育与生育皆与 400 ~ 500 个成熟卵泡的变化息息相关。因此健康的卵巢能带给女性更多的幸福与甜蜜。而卵巢一旦发病，就会影响生育，也会影响美丽。

卵巢囊肿是指卵巢内部或表面生成的肿块，肿块内的物质通常是液体，有时也可能是固体，或是液体与固体的混合。卵巢囊肿的体积通常比较小，类似豌豆或腰果那么大，也有的囊肿长得像垒球一样大，甚至更大。卵巢囊肿可分为肿瘤性和非肿瘤性两种。肿瘤性囊肿为卵巢肿瘤，非肿瘤性囊肿包括卵巢功能性囊肿及子宫内膜异位囊肿。卵巢囊肿属于妇科常见病、多发病。其发病率在已婚女性中居高不下。

# 病　因

1. 西医病因

（1）遗传因素　20% ~ 25% 的卵巢肿瘤患者的直系亲属中有肿瘤患者。

（2）内分泌因素　卵巢肿瘤多发生在未生育妇女，妊娠对卵巢肿瘤似有对抗作用。另外，乳腺癌、子宫内膜癌多并发卵巢肿瘤，此三种疾病都对雌激素有依赖性。

（3）生活方式因素　长期的饮食结构不合理、生活习惯不好、心理压力过大造成体质过度酸化、免疫功能下降，从而发展为卵巢组织异常增生，终致卵巢囊肿，甚至癌变。

（4）**环境因素**　食物的污染、电离辐射及石棉、滑石粉会影响卵母细胞而增加诱发卵巢肿瘤的机会。

2. 中医病因

中医学认为，本病的形成或因情志不畅，肝郁气滞，血行不畅，滞于胞中；或因饮食不节，损伤脾胃，脾虚生湿、生痰；或因房事不节，损伤冲任之脉；或因经行或产后受寒，寒邪客于冲任，寒而瘀阻，停于胞中；或因脾胃损伤，脾虚湿盛，湿聚成痰，痰滞胞络与血互结。

## 症　状

卵巢囊肿在早期并无明显的临床表现，患者往往因其他疾病就医在行妇科检查时才被发现。以后随着囊肿的生长，患者有所感觉，其症状与体征因囊肿的性质、大小、发展、有无继发变性或并发症而不同，主要有以下几种表现：

（1）**腹痛**　如囊肿无并发症，极少疼痛。因此，卵巢囊肿患者感觉腹痛，尤其突然发生者，多系瘤蒂发生扭转，偶或为囊肿破裂、出血或感染所致。此外，恶性囊肿多引起腹痛、腿痛，疼痛往往使患者以急症就诊。

（2）**月经紊乱**　有的子宫出血并不属于内分泌性，或因卵巢囊肿使盆腔的血管分布改变，引起子宫内膜充血而起；或由于卵巢恶性囊肿直接转移至子宫内膜所致。因内分泌性肿瘤所发生的月经紊乱常合并其他分泌影响。

（3）**腹围增粗、腹内肿物**　腹围增粗、腹内肿物是本病最常见的现象。一般情况下，患者觉察自己的衣服或腰带显得紧小，方才注意到腹部增大，或在晨间偶然感觉，因而自己按腹部而发现腹内有肿物，加之腹胀不适。

（4）**下腹不适感**　下腹不适感为患者未触及下腹肿块前的最初症状。由于囊肿本身的重量及受肠蠕动、体位变动的影响，使囊肿在盆腔内移动牵扯其蒂及骨盆漏斗韧带，以致患者有下腹或髂窝部肿胀、下坠感。

（5）**压迫症状** 巨大的良性卵巢囊肿充盈整个腹腔，使腹腔内压增加，影响下肢静脉回流，可导致腹壁及双侧下肢水肿；而固定于盆腔的恶性卵巢囊肿压迫髂静脉，往往引起一侧下肢水肿。盆腹腔脏器受压，发生排尿困难、尿潴留、便急或大便不畅等现象。

# 预 防

（1）**调畅情志** 本病的发生与情志密切相关。因此，保持心情舒畅稳定，学会自我调节，减轻生活工作中各种压力的影响十分重要。特别在经期，要避免急躁和郁怒，保持乐观情绪。只有心情舒畅，才能使气血调和。

（2）**合理饮食** 饮食宜多样化，不挑食，多摄入富含钾、钠、钙、镁等矿物质的食物，如蔬菜、水果、大豆和菌类食物等。减少生冷、刺激性食物的摄入，特别是经期，不要食用寒凉生冷食物。忌暴饮暴食，防止脾胃受损。

（3）**起居有节** 生活要有规律，避免熬夜，戒烟酒，养成良好的生活习惯。

（4）**定期体格检查** 卵巢囊肿早期或囊肿直径 <5 厘米时，可无明显临床表现。因此，定期进行妇科普查，有助于卵巢囊肿的早发现、早诊断、早治疗。

# 调 养

## 中药方剂

◎ **当归地黄汤**

【材料】当归18克，熟地黄15克，赤芍10克，川芎6克，香附6克，乌药6克，五灵脂6克，生蒲黄10克，牡丹皮9克，鳖甲12克，泽兰叶9克。

【制法】 将上药水煎。

【用法】 每日 1 剂，分早、晚 2 次服用。

【功效】 养血理气，化瘀散结。适用于血虚气滞型卵巢囊肿。

## ◎ 紫花地丁汤

【材料】 紫花地丁 15 克，蒲公英 15 克，夏枯草 15 克，射干 15 克，败酱草 20 克，连翘 20 克，半枝莲 20 克，薏苡仁 20 克，红藤 20 克，金刚藤 20 克，车前子 10 克，泽泻 10 克，郁金 10 克，浙贝母 6 克，甘草 6 克。

【制法】 将上药水煎。

【用法】 每日 1 剂，分早、中、晚 3 次服。

【功效】 清热利湿，化痰散结。适用于湿热内蕴型卵巢囊肿。

## ◎ 鹿角地黄汤

【材料】 鹿角霜 30 克，熟地黄 20 克，白芥子 30 克，干姜 10 克，半夏 12 克，陈皮 10 克，浙贝母 10 克，蒲公英 30 克。

【制法】 将上药水煎。

【用法】 每日 1 剂，早、晚分服。

【功效】 温阳散寒，软坚散结。适用于卵巢囊肿，症见小腹隐痛，白带量多质稀等。

## ◎ 消瘤方

【材料】 柴胡 10 克，赤芍 10 克，白芍 10 克，八月札 10 克，莪术 10 克，茯苓 12 克，夏枯草 10 克，生牡蛎 30 克(先煎)，黄药子 10 克，鳖甲 12 克（先煎），刘寄奴 10 克。

【制法】 将上药加清水早、晚各煎煮 1 次，取汁。

【用法】 每日 1 剂。早、晚各 1 次，温热口服。经期停服；如月经量多者，可予益气摄血药或清热固经药。

【功效】 理气活血，软坚消癥。适用于良性卵巢囊肿。

## ◎ 党参黄芪汤

【材料】党参 12 克，黄芪 15 克，熟地黄 15 克，麦冬 10 克，石斛 10 克，五味子 6 克，龟甲 12 克，鳖甲 12 克（先煎），海藻 12 克，生牡蛎 30 克（先煎），铁树叶 30 克，八月札 30 克，赤芍 12 克。

【制法】将上药加清水早、晚各煎煮 1 次，取汁。

【用法】每日 1 剂。早、晚各 1 次，温热口服。

【功效】益气养阴，软坚化癥。适用于恶性卵巢囊肿。

## ◎ 苍附导痰汤加减

【材料】陈皮 15 克，半夏 15 克，茯苓 20 克，甘草 10 克，苍术 15 克，橘核 15 克，荔枝核 15 克，三棱 15 克，莪术 15 克，海藻 15 克。

【制法】将上药水煎。

【用法】每日 1 剂，早、晚分服。

【功效】燥湿化痰，理气散结。适用于痰湿凝滞引起的卵巢囊肿，症见形体肥胖，带下量多，色白质黏腻，胸脘满闷，时有恶心，或有时月经不调，或小肠有包块，舌质淡而胖，苔白腻。

# 药茶

## ◎ 半莲蛇舌茶

【材料】半枝莲 60 克，白花蛇舌草 60 克，七叶一枝花 6 克。

【制法】将上药水煎。

【用法】每日 1 剂，分 2 次代茶饮。

【功效】清热解毒，化癥消积。适用于卵巢囊肿。

## ◎ 大枣灵芝茶

【材料】灵芝 15 克，大枣 50 克，蜂蜜 5 克。

【制法】将灵芝、大枣洗净，放入锅内，加清水适量，煎煮取汁，加清水适量再煎煮取汁。将两次所取药汁倒入锅内，加入蜂蜜，再煮沸片刻即成。

【用法】 可常饮。

【功效】 益气补虚，防癌抗癌。适用于卵巢囊肿。

## 药粥

### ◎ 菱角薏仁花胶粥

【材料】 菱角 500 克，生薏苡仁 100 克，花胶（鱼肚）150 克，陈皮半个，糯米适量，盐少许。

【制法】 将各材料分别用清水洗净备用；菱角去壳取肉，花胶先用清水浸透发开并切块。瓦煲内加入适量清水，猛火煲至水滚后放入材料，待水再滚起改用中火继续煲至糯米开花成稀粥，放入少许盐调味，即可食用。

【用法】 佐餐服用。

【功效】 健脾祛湿，解毒散结，滋养肝肾。适用于卵巢囊肿，但夜尿频、遗尿之人不宜食用。

## 药汤

### ◎ 山楂黑木耳红糖汤

【材料】 山楂 100 克，黑木耳 50 克，红糖 30 克。

【制法】 将山楂水煎至约 500 毫升去渣，加入泡发的黑木耳，文火煨烂，加入红糖即可。

【用法】 佐餐服用，可服 2 ～ 3 次，5 日服完，连服 2 ～ 3 周。

【功效】 活血散瘀，健脾补血。适用于卵巢囊肿。

### ◎ 木耳当归汤

【材料】 黑木耳 10 克，当归 5 克，白芍 5 克，黄芪 5 克，甘草 5 克，陈皮 5 克，龙眼肉 5 克。

【制法】 将黑木耳、当归、白芍、黄芪、甘草、陈皮、龙眼肉洗净，放入锅内，加清水适量，用大火煮沸后，改用小火煮 45 分钟，去渣取汁即成。

【用法】每日 1 剂，分 2 次饮完，连饮 5 ～ 7 日。

【功效】补血和血，消癥散结。适用于卵巢囊肿。

## ◎ 参排汤

【材料】高丽参 10 克，黄芪 10 克，党参 18 克，山药 18 克，枸杞子 15 克，当归 10 克，陈皮 5 克，龙眼肉 15 克，猪排骨 300 克，精盐、胡椒粉各适量。

【制法】将高丽参、黄芪、党参、山药、枸杞子、当归、陈皮洗净，装入布袋中，扎好口。将猪排骨洗净，砍块，与药袋、龙眼肉一同放入锅内，加清水适量，用大火煮沸后，改用小火煮约 2 小时。捞出布袋，加入精盐、胡椒粉调味即可。

【用法】食肉喝汤。每日 1 次，每次 1 碗，连食 10 ～ 15 日。

【功效】健脾益气，活血补血。适用于卵巢囊肿属气血不足者。

## ◎ 红参黄芪鸡汤

【材料】小母鸡 1 只，红参 10 克，黄芪 15 克，当归 10 克，枸杞子 10 克，龙眼肉 15 克，大枣 10 克，陈皮 5 克，植物油、精盐、生姜、味精各适量。

【制法】将红参、黄芪、当归、枸杞子、陈皮洗净装入布袋，扎好口；小母鸡洗净，切成小块。将鸡肉、药袋、龙眼肉、大枣、生姜放入锅内，加清水适量，用小火煮至鸡肉烂熟，加入植物油、精盐、味精调味即成。

【用法】食肉喝汤，可常食。

【功效】补益气血，健脾开胃。适用于卵巢囊肿手术后或放疗化疗后身体虚弱，气血不足者。

## ◎ 当归羊肉汤

【材料】羊肉 250 克，当归 20 克，黄芪 30 克，红参 10 克，大枣 10 克，生姜 10 克，植物油、精盐、味精各适量。

【制法】 将当归、黄芪、红参洗净，装入布袋中，扎好口；羊肉洗净切成小块。将羊肉、药袋、大枣、生姜放入锅内，加清水适量，用大火煎沸后，改用小火炖至羊肉烂熟，取出药包，加植物油、精盐、味精调味。

【用法】 食肉喝汤。每日1剂，分2次食完，连食5～7日。

【功效】 益气养血，温中健脾。适用于卵巢囊肿手术后及放疗化疗后气血不足，腰酸肢冷，食欲不振者。

## ◎ 十全汤

【材料】 小母鸡1只，黄芪15克，肉桂5克，当归5克，川芎3克，熟地黄10克，白芍5克，党参5克，白术5克，云苓10克，甘草5克，植物油、精盐、生姜、味精各适量。

【制法】 将鸡宰杀，去毛及内脏，洗净切成小块；黄芪等各种中药洗净，用布包好，与鸡肉、生姜同放入锅内，加清水适量，用大火煎沸后，改用小火炖至鸡肉烂熟，加植物油、精盐、味精调味即成。

【用法】 食肉喝汤。可常食。

【功效】 补益气血，强身健体。适用于卵巢囊肿手术后或放疗化疗后气血两虚，身体衰弱者。

## ◎ 五加排骨汤

【材料】 刺五加皮20克，大枣15克，陈皮10克，排骨250克，植物油、精盐、味精各适量。

【制法】 将排骨洗净，切成小块；刺五加皮、陈皮洗净后用布包好。将排骨、药包、大枣放入锅内，加清水适量，用大火煎沸后，改用小火炖至排骨烂熟，加植物油、精盐、味精调味即成。

【用法】 食肉喝汤。可常食。

【功效】 益气养血。适用于卵巢囊肿放疗化疗后身体虚弱，白细胞减少者。

保健菜肴

### ◎ 山药核桃炖鸡

【材料】 母鸡1只，山药40克，核桃仁30克，水发香菇25克，笋片25克，火腿25克，黄酒、精盐适量。

【制法】 将山药去皮切薄片，核桃仁洗净；将母鸡用沸水焯去血秽，放在汤碗内，加黄酒50毫升，精盐适量，鲜汤1000毫升；将山药、核桃仁、香菇、笋片和火腿片摆在鸡面上，上笼蒸2小时左右，待母鸡酥烂时取出食用。

【用法】 佐餐服用。

【功效】 补气健脾，活血化瘀。适用于气虚血瘀型卵巢囊肿。

### ◎ 木耳炒大肠

【材料】 黑木耳100克，猪大肠150克，生姜丝10克，植物油、精盐各适量。

【制法】 将黑木耳洗净，切丝；猪大肠洗净，除去油脂，切小段。将油锅烧热，下生姜丝爆香，加入猪大肠翻炒3分钟，再加入黑木耳、精盐炒熟即成。

【用法】 经常佐餐食用。

【功效】 补肾益精，消除癥瘕。适用于卵巢囊肿。

### ◎ 鲜炒木耳

【材料】 黑木耳150克，生姜丝10克，植物油60克，米醋5克，白糖10克，精盐5克。

【制法】 将黑木耳洗净，切丝。将炒锅烧干，下植物油烧热，下姜丝爆香，放精盐将木耳炒约1分钟，加入白糖、米醋，再炒几下即成。

【用法】 经常佐餐食用。

【功效】 凉血止血，润燥利肠。适用于卵巢囊肿合并感染、出血者。

◎ 桑寄生煲鸡蛋

【材料】桑寄生 30 克，鸡蛋 2 个。

【制法】将桑寄生洗净切片，放入锅内，加入鸡蛋及清水适量煮熟，取蛋去壳后，放回锅内再煮约 4 分钟即成。

【用法】每日 1 剂，分 2 次食完，连食 3 ～ 5 日。

【功效】补益肝肾，养血安神。适用于卵巢囊肿。

灌肠

【组方】桂枝 10 克，皂角刺 12 克，穿山甲 10 克，赤芍 12 克，三棱 15 克，桃仁 12 克，莪术 15 克，当归 20 克，茯苓 15 克，生黄芪 12 克，红花 6 克，白芷 10 克，制乳香 10 克，制没药 10 克，制大黄 10 克，柴胡 10 克。

【用法】上药用水煎 2 次后将煎液混合，浓缩至 50 毫升左右，待温度降至 38℃左右，用 50 毫升针筒抽取药液，接肛管灌肠。

♥ 爱心小贴士

**卵巢囊肿患者日常生活调养注意事项有哪些？**

（1）确诊为卵巢囊肿后，应定期随访（3～6个月），以助于医生及时调整治疗方案。

（2）经期前后注意情绪平稳，忌食生冷，防止气滞或寒凝加重血瘀。

（3）平时忌暴饮暴食，辛辣刺激食物损伤脾胃致脾失健运，痰湿内生故宜少食或不食；尽量不要食用龙眼、紫河车、蜂王浆等热性或含激素成分的药物。

（4）加强体育锻炼，增强体质，多在阳光下运动，多出汗可将体内酸性物质随汗液排出体外以避免形成酸性体质。

# 参 考 书 目

[1] 吴昆仑.妇科病临证医案 300 例.上海：上海中医药大学出版社，2015.

[2] 华苓.妇科病中西医结合诊治问答.北京：人民军医出版社，2015.

[3] 许彦来.妇科病自助防治方案.北京：中国人口出版社，2015.

[4] 胡维勤.妇科病的自我调养.合肥：安徽科学技术出版社，2015.

[5] 赵国东.妇科病药方大全.武汉：湖北科学技术出版社，2014.

[6] 张伟，田建华.妇科病居家调养保健百科.石家庄：河北科学技术出版社，
　　2013.

[7] 康成.妇科病如何用药与食物疗法.哈尔滨：黑龙江科学技术出版社，2013.

[8] 汪玉宝，占春平，王宏海，等.常见妇科病中医外治妙法经典荟萃.武汉：
　　华中科技大学出版社，2013.

[9] 许怡民，李莉.专家谈常见妇科病防治.北京：中国科学技术出版社，2012.

[10] 杨东霞，段志宇.妇科病用药宜忌与日常调养.哈尔滨：黑龙江科学技术出
　　　版社，2012.